對抗毒物萬用術

毒理醫學專家

招名威

的全方位防毒
防疫實用書

推薦序

日常遠離毒害保心安的好朋友，言之有物且句句在理

臺灣大學生化科技系榮譽教授　許瑞祥

認識招名威教授已經超過二十年，一直很欣賞他陽光自信、實事求是的態度。有幸受邀寫序，能先預覽本書全貌。內容時尚但不浮誇，言之有物且句句在理。是對抗日常生活食衣住行育樂中無所不在的毒物時，趨吉避凶的寶典。

名威是美國羅格斯大學毒理學博士，專攻研究 $PM_{2.5}$ 毒害，是少數經過美國認證的毒理學家。在臺灣能正經八百討論毒不毒的正統專家屈指可數，以其專業

的背景與素養撰寫「對抗毒物萬用術」一書，實在無人能出其右。

一本好的科普書籍必須是由專業公正人士撰寫，內容旁徵博引，用最新科學數據論證，能接地氣但不媚俗，可以有立場但不循私。本書裡以現在最熱門的瘦肉精（萊克多巴胺）為例，來衛教所謂的中毒。萬物皆有毒是確定的概念，坊間資訊流傳說吃了萊克多巴胺可能會引發中毒，包括：噁心、頭暈、肌肉顫抖、心悸、血壓上升、促進心血管疾病等。但是發生在什麼生物物種？吃多少？吃多久？才能引發這些中毒症狀，則沒有完整數據說明。要知道有毒跟中毒間是有劑量和時間的距離，是不能直接連結或畫等號的。就像 $PM_{2.5}$ 是已知的致癌物，但要吸收多少量，吸入多少年才會致癌，每個人基因不同因此閥值各異，科學數據只能提供相關的可能性機率，而非其必然性。

新型冠狀病毒，是一個構造極簡單的原始生物，在二〇二〇年禍害全球，新冠肺炎確診者一年已超過九千萬例。靠寄主、複製繁衍的類生命，完全扭轉人類文明的進展，更改變人類互動的距離。本書第七章告訴大家如何防範看不見的病毒，相信必能緩解各位與未知抗爭時的無助。

本書付梓在即，本人有幸能作序推薦，深信此書能重整人云亦云，到處是毒的恐慌。是追求無毒養生者，必讀的導引，更是千家萬戶日常遠離毒害、保心安的參考書。

生活中有毒

作家／分享家／胸腔暨重症醫學專科　黃軒醫師

我常常分享日常生活的健康資訊，只為了期待民眾知道，生活中處處有毒。尤其是吃的食物。身為醫者，我知道大腸癌的發生率是很多國家的榜首，常常被病人問：為什麼自己會得癌？我常回：吃是一個口，喝是一個口，吸也是一個口，這就是「癌」字，也就是這個病的根源了。

招名威，他更把衣、住、行、育和樂，放入於此書，「對抗毒物萬用術」！我們臺灣很少有如此的毒物作家，把這些生活用品的一切，寫成如此實用「抗毒物」書籍。

我讀著讀著發現，我們生活中有毒，他告知我們日常生活中ＮＧ行為的具體內容。真的，只有日常生活無毒健康，才能有無病無痛的健康，身為醫者，我必須叮嚀每人，因為生活毒物真的太常見了，無奈我們的防毒行為卻不常見，這真是令人擔憂，而名威這本書，就是再次叮嚀你，必須採取行動，去落實防毒了！

「對抗毒物萬用術」，為你我未來健康生活超前部署

兩岸政策協會研究員、專欄作家、政治評論家　張宇韶

全球化時代雖然為我們帶來了便捷生活，但是在各國交流頻繁經貿互賴的關係中，也產生了許多新的風險，各類病毒滋生導致疾病傳染就是其中之一。二〇一九年底出現的新冠病毒迄今仍在各地肆虐，險峻的疫情改變了全球化的樣貌，「鋼鐵、細菌、槍砲」的新秩序不僅改變了大國之間的權力板塊，更徹底影響了人群的生活型態。

臺灣的防疫成果，除了政策規劃得宜外，政府與社會之間友善的合作模式、專家提供豐富的資訊以及公民的防疫意識更是幾個關鍵因素。隨著疫苗的問世與施打，這波疫情有天終究會退去，人們也將會回到「如常生活」。但是面對未來各種疾病爆發的風險，唯有建立更多的健康意識，對現實生活中的食衣住行育樂存在的毒物有更多的認識，才能在不確定的年代中做最好的防護準備。

招名威教授是國內著名的毒物學專家，擁有豐富的專業知識與絕佳的表達技巧，因此常在各政論節目中提供民眾重要的病毒資訊，使得大家在防疫新生活階段中知道如何照顧自己並保護別人。

這本「對抗毒物萬用術」，延續了專業態度與流暢敘事方式，透過深入淺出的口吻，為我們介紹居家生活所面對的毒物風險，同時也說明了因應處理的方法，著實為未來的健康生活進行「超前部署」！

迫不及待與家人一起共享的生活實用小百科

中時新聞網主編　尉遲佩玉

地表最帥教授又出書了！還記得第一次見到「毒理威廉」是在某次錄影的後台，第一次錄該節目的我略顯生疏，招教授非常親切地主動上前跟我打招呼，正式開錄前還不忘叮嚀：「放心，很簡單啦！不用緊張」，就是這句話讓我一直暖到現在。除了陽光般的笑容，招名威幽默風趣的談吐，總是能把一般人認為深奧難懂的毒理學解釋得鞭辟入裡又深入淺出，最令人信服。

每一次看招教授上節目、開直播，以及他日常發表的臉書文章，總是能得到滿滿的正能量及實用的知識，包括空氣汙染、電子菸、塑化劑、氣炸鍋食安、大腸癌、食道癌、肺腺癌，一直到近來最受關注的新冠肺炎病毒、口罩防疫、瘦肉精、萊豬等等與食、衣、住、行、育、樂相關的議題，招教授都能解答與大眾最切身相關的專業知識，並提出精闢見解。

不可否認的，現代人的生活已經被「毒不毒？」的問題充斥，每當我心中有任何疑慮時，第一個想到最適合解惑的人選就是招名威，堪稱「人體活字典」的他現在出了這本書，集結國人最常見的毒物疑問，如同一本隨時都可以查閱的生活實用小百科，跟我一樣有一〇〇個疑問、又不知道該問誰的你，怎麼能夠錯過這麼好的機會呢？我已經迫不及待想一窺書中奧祕，老實說甚至還好想買給家人一起看，只能奉勸一句，快點「手刀」去買準沒錯！

作者序

在我們的日常居家生活中，除了空氣汙染之外，還有許多有形或是無形的有毒物質存在，除了大自然既有的毒素之外，人為因素所產生的毒素也與日俱增。而這些有毒物質與我們的生活息息相關，也常常在不知不覺中侵蝕我們的身體，要如何避免受到毒物的影響，讓我們有健康的生活，儼然變成了人類最嚴酷也最重要的挑戰。

隨著生物科技與醫學的進步，我們逐步有系統性的了解這些毒物的特性以及防治手段，就像我長年持續在研究如何有效對抗 $PM_{2.5}$ 是一樣的道理。身為毒理醫學的研究者，研究毒物的機制以及解毒方法是我的工作，有感於一般大眾常易為網路各式謠言所困惑，近年來在忙碌的教學與研究之餘，亦積極配合相關生活議題在臉書專頁或報章媒體上將生活中可能遇到的有毒物質重點式的向大眾解說或提醒辨識真偽資訊，並提出最有效的解毒方式，以衛教社會大眾。

二〇二〇年，全球籠罩在新冠肺炎的威脅中，臺灣在這一年努力地守住防線，在防範病毒的過程中，我們也累積了不少防疫知識，在大量爆棚的資訊中，不知道各位讀者對於新冠病毒及防護之道了解多少。本書集結近年來發表過的重要毒理知識、防毒方法及抗毒觀念，依食衣住行育樂分章呈現，並將相關的防疫知識整理成單獨一章，以結合毒物知識與居家生活概念的方向出發，用淺顯易懂的文字說明，希望能讓各位讀者掌握基本重要的對抗毒物侵害的方法，威廉由衷希望有助於增進大眾對於毒物的敏銳度，以降低毒物所造成的人為傷害與社會成本。

CONTENTS

第三章　住

CONTENTS

第四章　行

第五章　育

CONTENTS

食

FOOD

多喝水，沒事？ # 食物的保存 # 發霉的食物還能吃嗎？ # 鍋具要怎麼用才不傷身？使用鋁鍋烹煮真的會讓人失智嗎？ # 塑化劑 # 大腸癌 # 赭麴毒素 # 泡麵也能健康吃？ # 致癌物「縮水甘油脂」 # 鉛中毒 # 食道癌 # 非洲豬瘟 # 瘦肉精

CHAPTER 1

一、多喝水，沒事？

「沒事，多喝水；多喝水，沒事」，這句話大家應該都耳熟能詳了吧！

水，是人體維持正常運作的重要元素，若身體缺水，容易口乾舌燥不說，就算一直吹著冷氣，也是會中暑的唷，像威廉自己就常常這樣中暑……

不愛喝水，真的會造成很多疾病嗎？是的，會出現的症狀有很多，像是血液黏稠度增加、血壓偏高、易疲勞、便祕、腎臟代謝出現問題等。短期內，究竟會對健康造成多大的傷害，其實倒也不見得，但長期下來，多多少少還是會帶來負面的影響。

但，水可以亂喝嗎？答案是「當然不行」！

切記，保持身體充足水分是好事，但不是什麼時候多喝水都多多益善，尤其是運動完後喝水，如果只是一味地猛灌水，身體裡一下子多了大量的水分，反而容易瞬間造成體內電解質的失衡，使得身體不適，嚴重的話，就可能形成

「水中毒」。

水不是排毒的嗎？為什麼喝水也會中毒？

水分進到身體內，雖然可以幫助我們維持正常運作、調節體溫、維持新陳代謝、排出毒素，但一次喝太多水，反而會稀釋體內鹽分，破壞鈉、鉀、鎂離子的平衡，從正常的血鈉含量 135-145 mEq/L 降到 120 mEq/L 以下，電解質失衡後，就會產生低血鈉症的中毒症狀，包括感覺遲鈍、頭暈眼花、神智不清、嘔吐、虛弱無力、心跳加快等，嚴重的還可能出現痙攣、身體麻痺、昏迷甚至危及生命等。

說穿了，水中毒終究是中毒的一種，若把水視為一種物質，只要掌握其在體內的劑量，不過少，也不過多，其實上述的症狀並不容易發生。

我們更需注意的是「潛在」的水中毒，也就是還沒有出現前述症狀時的低血鈉症。它最常出現在運動時間長、低強度的耐力性運動中，例如馬拉松、三鐵、騎車環島、登山健行等運動，尤其在炎熱的季節裡。發生的原因可能是長時間（兩小時以上）的運動造成過度流汗，電解質大量流失或抗利尿激素荷爾蒙（antidiuretic hormone, ADH）持續分泌等等，但若只補充水分，就很可能造成潛在水中毒，這尤其容易發生在ＢＭＩ過高或過低的人身上。

其實不用因為太在意喝水會中毒這件事而變得過度小心不敢喝水，威廉只是提醒有水中毒的可能。根據衛福部的規範，若用簡單公式計算成年人水分攝取量，七十公斤的健康成年人每日所需水分最少二一〇〇－二四五〇毫升，從事高強度運動、工作的人，則需要再依身體狀況自行增加水分攝取量，但以不超過三五〇〇毫升為原則。若有人「一次」就一定要喝一〇〇〇毫升的話，也不是不可以，但建議請即時適量補充鹽分，避免電解質不平衡的狀況發生。

喝水也是有學問的，什麼時候該喝水，或喝多少水，都必須要注意分量，這樣才能喝得既健康又安心！

二、保特瓶含塑嗎？

市售飲用水或茶飲的保特瓶皆含有塑膠微粒，塑膠微粒雖然不是塑化劑，目前也尚未有大型研究證據證明塑膠微粒對人體會造成直接傷害。但在學理上來說，攝取大量塑膠微粒、長期累積在腸道之中，確實可能造成腸胃道阻塞，影響腸胃道的正常代謝。關於塑膠微粒的研究正反意見皆有，還需要學界進一步探討，但威廉建議，就食品安全上的疑慮而言，仍要考慮長期攝取塑膠微粒對人體可能產生的最嚴重之傷害。

塑膠微粒（或微塑膠）是指直徑或長度少於五毫米的塊狀、細絲或球體的塑膠碎片。它們可以是「原始」，指本身被製造成該體積，例如其他塑膠製品的顆粒原材料；或是「次生」，指因暴露於風、浪和紫外光下而分解或變形的塑膠碎片。根據國際自然保護聯盟（International Union for Conservation of Nature，簡稱 IUCN）的調查報告，微塑膠造成的汙染遠超過我們想像。

塑膠垃圾——地球的大負擔

打從塑膠開始在全世界普及，臺灣在全球塑料工業上就扮演了不可或缺的地位。因為它的方便耐用，為人類的生活帶來了許多的變革，卻也成了地球最大的負擔。自一九五〇年以來，全球共生產九十一億噸以上的塑膠，沒有妥善處理的廢棄塑膠，已從一九五〇年的兩百萬噸，增加到現在的四·四億噸以上。

一般來說，塑膠穩定的特性是它的優點，但這也成了它最大的問題，一來無法分解，二來找不到更適合的替代產品；第三，若以燒毀或融化的方式來消除，雖說可一勞永逸，但其過程中所釋放的有毒氣體，諸如戴奧辛、苯乙烯等環境荷爾蒙，皆會嚴重造成人體與環境的危害。環保署自二〇〇二年起，實施垃圾強制分類及擴大資源回收政策後，僅二〇一一年度回收廢棄塑膠容器總量就達十九萬公噸，其中以ＰＥＴ為原料做成的塑膠容器中，保特瓶占五十二·四％為最大宗，其次才是聚丙烯和聚乙烯。

保特瓶可以重複使用嗎？喝下環境荷爾蒙恐病變！

保特瓶使用的ＰＰ、ＰＥ材質屬於對人體安全範圍，且製作過程中並無添加塑化劑。但依據材質的不同，雖然不一定會超標，但長期使用仍有暴露環境荷爾蒙★的風險在。特別是不少國人習慣將保特瓶放在車內等高溫密閉空間，夏日時更可能達攝氏五六十度以上，非常容易造成環境荷爾蒙溶出。因此特別提醒，在攝氏四五十度以上就容易溶出環境荷爾蒙，高溫下浸泡時間愈長，溶解量可能就愈高。

目前確實有案例幾乎平時只喝瓶裝水不喝白開水，後來陸續出現身體異狀，包括內分泌系統、影響荷爾蒙分泌的器官等都出現病變現象。這是因為環境荷爾蒙容易累積在體內器官、脂肪細胞和生殖系統之中，干擾內分泌的正常運作，而且並沒有加速排出的良好方式。因此提醒各位讀者——保特瓶以一次性使用為佳，更要避免用來裝熱水、果汁，或放在高溫環境下後再飲用。未來也建議國內主管機關，能明令限定塑膠製品的環境荷爾蒙含量，保障國人健康。

★「環境荷爾蒙」是指某些人造化學物質（例如塑膠微粒）散布到環境中，透過食物鏈再回到民眾身體或其他生物體內，其可模擬體內之天然荷爾蒙，進而影響人體內的生理調節機能，故又稱「內分泌干擾物質」。

塑料的回收製成再利用是現今的趨勢

其實，回收保特瓶再製變成再生塑料於世界各國已行之有年，其主要用途為製造再生纖維、填充料等，歐美各國亦可有條件使用於接觸食品之容器具或包裝。在臺灣，依《食品器具容器包裝衛生標準》規定，塑膠回收材料不得使用於食品容器具及包裝之製作，其原因在於這些廢塑料的製程品質良劣不一，可能會含有大量腐敗變質成分、細菌以及有害化學藥劑等。回收處理廠會在再製過程中加入抑制結晶、腐敗的添加劑與特殊顏色的化學藥劑，用以重整廢塑料的黏度與色澤，此外，製成的過程中也可能會產生大量的苯乙烯物質。若將這些化學添加劑用在食品器具容器包裝上，與食品接觸時間長了，雖非致癌物，但隨食品進入人體，日積月累，也可能會造成相當程度的危害。

最後再次強調，回收利用並不能防止塑料廢物對環境的影響，只是延遲它進入垃圾掩埋場或自然環境的時間而已，有效的限制產量，以及尋找更環保的替代材料才是長遠之道。

三、冰箱不是食物的萬能保母

忽略小細節恐愈冰愈毒

一八六二年第一批冰箱上市，大大地改變了人類的飲食習慣以及保存食物的方式。低溫環境確實能降低細菌的活動力，幫助食物保存，但是你可能不知道家用冰箱其實是有一定的使用原則的，並不是什麼食材都適合放進冰箱。此外，冰箱若頻繁開開關關，保存溫度容易上下波動而影響保鮮度，且食物存放時間太久也會腐敗發霉，這些因素都有可能使貯存食物的空間變成汙染食物的溫床。

若要飲食健康無毒，冰箱的使用方式就需多加注意，否則一個不小心，毒素伺機跑進身體裡就糟了！以下簡單說明幾個容易被忽略的使用原則：

(1)溫度控制

低溫是首要條件，大家其實都會忽略冰箱內溫度的變化，冷藏宜介於攝氏二至四·五度，冷凍應在攝氏負十八度以下。溫度維持穩定，食物保存狀態也才會穩定。而且我們也必須適度的安排冰箱內部的空間，不要放太滿，讓冷風有可流動的空間。

(2)維持整潔

避免食材內微生物交叉感染。放進冰箱保存的食品建議最好加蓋、密封，或是拿保鮮膜包起來。如果不小心有滲漏，像是一些湯湯水水的，又或是肉品解凍的滲出液，一定要清潔乾淨，因為李斯特菌★特別喜歡這樣的生長環境。此外，一定要定期確認食物的保存期限，在期限內食用完畢，也順便可以定期整理冰箱。

(3)適當分類食材

冰箱裡宜根據不同的食材，使用不同的包裝方式。且須注意冷藏跟冷凍能夠

★ 李斯特菌主要以食物為傳染媒介，是最致命的食源性病原體之一。

存放的時間並不相同。比如說，湯品類的熟食，包含了不同的食材，但每種食材都各有特性，這類型的食物冷藏至多就三天，但如果冷凍，最多也就兩個月。但是生菜沙拉之類的食物，則是建議當日食用完畢。

另一方面，關於新鮮肉品，畢竟肉是蛋白質，無論是否有事先處理，冷藏建議至多三天，因為蛋白質會變性，但冷凍就可放到一年。

如果是加工肉品，像是培根、香腸類、漢堡肉丸、碎肉產品就不一樣了，因為在加工過程中，這些肉品多會添加一些「可延長其使用期限」的添加物，所以，冷藏可放一週至十天，冷凍也可放至少一年。

至於很多婆婆媽媽很在意的剩菜剩飯，其實，只要是烹煮過的食材，不管是肉類、菜類，還是五穀類，都儘量當日食用完畢，冷藏不要超過一天。不建議冷凍，食用前一定要加熱完全，以避免細菌孳生。

(4)堅果、豆類不建議長期保存在冰箱

以咖啡為例，網路上傳言，咖啡粉或咖啡豆可以放在冰箱保存，萬無一失。

但切記必須要使用密封且深色非透明的容器來存放，用以隔絕冰箱門開關所造成的溫差以及潮溼的情況。因為太過潮溼的環境，會使咖啡粉易結成塊，造成沖泡不均勻的情形，更重要的是，這些咖啡豆、咖啡粉可能會發霉，一旦發霉，就很可能會產生十分頑強的赭麴毒素。

此外，蔬果類冰太久不只會變質，也易發霉，無論是何種顏色的黴菌，都建議立馬扔掉，絕不可貪小便宜。

(5)不是每一種藥物都要低溫保存

很多人會認為把吃不完的藥冷藏在冰箱，就不易壞。但大家忽略了冰箱其實是一個很潮溼的環境，這個動作反而會讓藥物受潮，不僅可能影響藥效，也可能會使藥物變質造成人體額外的負擔。不過，有些藥物的確需要保存在冰箱內，比如說眼藥水、未開封的胰島素、益生菌和酵素類。請大家特別留意醫囑說明。

最後，建議大家，善用冰箱，但請不要濫用，萬一真的孳生毒素，不僅造成腸胃道負擔，導致腹瀉，長期食用還可能會有不可逆的疾病發生。

四、發霉的食物還能吃嗎？

威廉記得曾看過一篇報導，BBC新聞引述英國《每日郵報》的報導指出，前英國首相德蕾莎．梅伊（Theresa May）對果醬發霉根本不在乎，甚至，她會把果醬瓶裡發霉的部分刮掉，再繼續吃剩下的果醬……但她這樣做對嗎？

其實，這是一件再日常不過的事情，想一想，早餐時間，麵包烤好了，將奶油抹上，再加一些甜甜的果醬，很可口，不是嗎？但，我相信你一定遇過這個問題，就是打開果醬瓶，發現——糟糕！草莓醬上長了一圈毛毛的東西……發霉了！可是……果醬只吃了一點點，扔掉實在很浪費啊！

事實上，我們的基本教育有教導大家「不要吃腐爛或發霉的食物」，特別是老人、幼童、孕婦以及免疫力較差等易受感染的族群。

ＢＢＣ曾在二〇一四年播出過一期有關食品發霉問題的節目，節目主持人莫斯利和真菌學家希基就嘗試了好多種發霉變質的食物。他們發現，若真的將果醬的發霉處和其周圍刮掉，底下的果醬的確不含這些黴菌的感染物，是可以放心吃的，並不一定非要丟掉不可，但注意，這是果醬，其他的食材呢？

一般的乾乳酪，如果將發霉的部分切掉，例如切達乳酪（Cheddar）、帕馬森乳酪（Parmesan）、斯蒂爾頓藍紋（Stilton）和洛克福奶酪（Roquefort）等，都是可以吃的。因為乾乳酪沒有霉菌發酵所需的溼潤環境，所以它的表面霉菌一般不會滲透下去。

但，若是軟乳酪發霉，可就不同了，因為軟乳酪的溼度與養分足夠，剛好很適合黴菌及有害細菌的孳生，包括李斯特菌和沙門氏菌。所以，軟乳酪發霉，一定要扔掉。

另一種很容易發霉的食物是麵包，麵包上的霉也大致可分成兩種：

當你發現是呈現小塊的白色和藍色霉菌，還能吃嗎？可以，把發霉的部分切下來，其他部分是可以吃，但最好在烤麵包機裡烤一下。

但如果發現麵包上是黑色、橘黃色或黃色的發霉斑塊，這種黴菌的菌絲較長，比較容易遍布整個麵包，所以不能吃，必須扔掉。

不過，科學歸科學，實際上為了避免意外，威廉建議大家不要吃任何發霉的麵包才是上策。

另外，常見的蔬果類，一般來說，水果的保鮮時間比蔬菜要長，因為水果中的有機酸能減少細菌的繁殖。但是，切記，若是發霉了，無論是何種顏色的黴菌，都建議立馬扔掉，絕不食用，不管是富含豐富維生素的蘋果、橘子，還是小黃瓜、胡蘿蔔、十字花科蔬菜等，都最好不要食用。否則，不僅易造成腸胃道負擔，導致腹瀉，長期食用還可能會有腸胃道的疾病。

堅果類、玉米類的食材若發霉的話，須格外地注意，因為可能會含有黃麴霉菌。黃麴霉菌它能產生一級致癌物——黃麴毒素，只要吃下肚，就一定會累積在肝臟裡，不易排出，引發肝癌的機率超級高。不過大家並不需要恐慌，購買的當下仔細觀察，例如外表有沒有發霉、堅果的殼是不是緊閉的、保存期限有沒有超過……只要符合標準一般都是安全可以食用的。

最後，威廉建議大家，霉菌種類繁多，而且會孳生毒素，對人體有益的極少。因此面對發霉的食物，雖然我們的確可以將發霉部分去除，但肉眼看不到的地方仍可能存在著毒素，光是除去發霉部分並無法保證絕對安全，所以發現食物發霉還是棄置比較好，最重要的是——做好食物保存是重要的根本之道。

五、五穀雜糧的保存

臺灣無論在夏季或冬季，溫度和水分相對來說都偏高，因此五穀雜糧需要選擇正確的方法貯存，如果貯存不當就容易長蟲或者變質，另外穀物也很容易發熱霉變，一個不小心，黃麴黴素、橘黴素、赭麴毒素類的毒素很容易就會孳生。

五穀雜糧是好東西，古人在《黃帝內經》就已有認識，提出「五穀為養，五果為助，五畜為益，五菜為充，氣味合而服之，以補精益氣」的飲食調養原則，同時也說明了五穀雜糧在飲食中有著不可或缺的地位。另一方面來說，只吃精米、白米也較不符合平衡膳食原則，最好可以搭配吃粗雜糧，如小米、玉米、蕎麥、高粱、燕麥等。

寒冷的北方較不存在發霉或是溼氣過重的問題，但是，在臺灣，雜糧要怎麼安全貯存卻是家家戶戶必須要面對的課題。

五穀雜糧中，威廉首推薦小米。以小米來說，在臺灣除了餐廳中的小米粥之外，大多是有飼養禽鳥的人比較常買，但其實小米營養豐富，適口性很好，而且小米的營養成分易於人體的消化吸收，很值得大家吃。

小米的穀物有外殼，對溫溼度和蟲霉有較強的抵抗力，而且穀子內水分含量低，具有良好的貯藏特性。然而經脫殼後，小米失去了保護層，空氣溼度的變化很容易改變小米內部水分含量，若內外空氣不流通，溼氣散失不易就很容易發霉，如果再加上高溫，小米含有的蛋白質和脂肪也會酸敗。所以小米一般要放在陰涼、通風、乾燥的地方，貯藏前還要做降溼處理，以防霉變。

黃豆在短期貯藏的過程中，一定要保持良好的通風乾燥狀態，但絕對不是封的愈緊密愈好喔，若可以保留一點點空隙，讓空氣不斷地穿過黃豆籽粒間，讓溼氣可以散失，也有利於降低溫度，減少局部發熱、霉變的機率。

其實我們可以想像一下在北方的環境，稍稍低溫的環境能夠有效地防止細菌、黴菌和害蟲的孳生，還能讓黃豆種子處於休眠狀態，降低其萌芽的機會。在長期保存上，當然也可以選擇真空貯藏，利用密閉方式與外界隔絕，以減少溫度、溼度對黃豆粒的影響，也由於缺氧，既可以抑制豆類本身的呼吸作用，又可以抑制害蟲及微生物的繁殖。家庭中在存放之前，請務必要確定貯存空間的溫度是在攝氏十二度以下，溼度則是在三〇％以下，這樣較不容易孳生黃麴黴菌，冰箱若是無法控制溼度，就不建議用來長時間貯存用。

至於紅豆和綠豆的貯存方式比較簡單，就是直接把買回來的綠豆或者紅豆直接放進冰箱冷凍，不過時間最好不要超過一週，因為紅豆和綠豆容易變色。水分愈多、溫度愈高、陽光愈強、空氣接觸面愈大，變色就會愈嚴重，也因此易發熱霉變和受害蟲侵蝕。如果是非真空包裝的，建議可以在貯存前把豆子放到太陽下曝晒一下，用以殺菌，再把它放進洗乾淨且乾燥的玻璃瓶中密封。

最後，五穀雜糧營養成分較高，但若保存不當非常容易流失營養，且稍有不慎是有可能會導致質變或是孳生黃麴黴素、橘黴素、赭麴毒素類的毒素，長期低劑量攝取，也可能會導致腎臟病變，並傷及肝臟和影響消化系統。若孕婦攝取過量，還會增加流產與畸胎風險。因此，食品保存方式真的非常重要，一旦不當很容易遭受汙染，威廉建議大家多留意保存說明。如果真的沒辦法注意到一些細節，那就飲食均衡，不要偏食，這是健康攝取的基本之道。

六、鍋具要怎麼用才不傷身？

廚房用具種類繁多，但每一個用具都應精挑細選，鍋、碗、瓢、盆、勺……所有環節都攸關著家人的健康，若選擇和使用不當，小心重金屬、致癌物等就會隨著食物進入體內，嚴重危及健康。

不沾鍋會致癌？

從問題的根本提起，大家時常聽到的不沾鍋具其實就是「鐵氟龍」的鍋子。而大家最好奇的是會不會致癌？全世界有很多研究都證明鐵氟龍屬於 2B 級致癌物，意即它會對動物致癌，但並不會對人體產生顯著的危害，因此民眾是無需太多擔心。雖然鐵氟龍對人體不會產生致癌的危險，但並不代表它對人體完全無害，因為鐵氟龍是一種環境荷爾蒙，若過量攝取還是有可能會影響到內分泌系統的。

鍋子有刮痕最好不要再用？

許多婆婆媽媽們為了省錢，即使看到鍋具受損，大多也捨不得換個新的。不過還是建議大家，特別是在使用不沾鍋的時候，儘量不要用鐵鏟、尖銳的器具去刮傷鍋具，且一旦發現鍋具出現大量的刮痕時，真的避免繼續用來做料理，否則長期下來會將一些有害物質吃入體內，嚴重恐影響腸胃道與甲狀腺等問題。

鋁鍋有毒嗎？

現在市面上的一般製程鋁鍋，它們的鋁通常相對是穩定的，所以民眾無須擔憂是否在烹飪時會溶出鋁物質。另外特別補充，對人體而言，真正會對腦部造成傷害的鋁稱作「三氧化二鋁」，不過三氧化二鋁並非隨處可見，因此大家不必擔心使用鋁鍋會對身體造成危害。

雖然在鍋具上不太會有鋁具製品溶出三氧化二鋁，不過若民眾真的不小心吃到鋁離子時，會有什麼影響呢？鋁屬於重金屬，所以當不小心吃進鋁離子時，通常會沉積在人體的神經系統裡，嚴重時恐影響中樞神經系統。

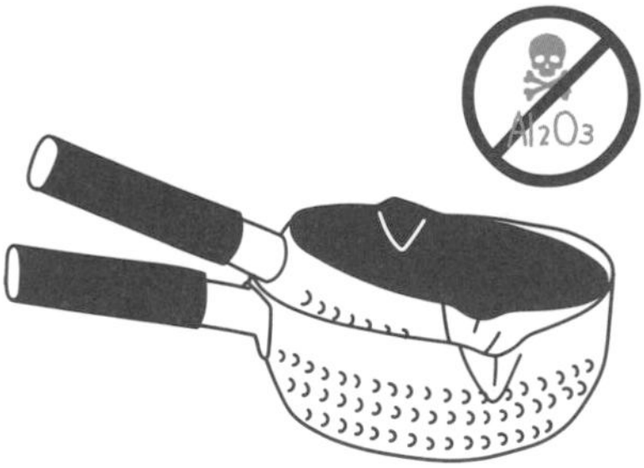

料理時選用適當的鍋具

要能做到「放心烹飪、安心食用」，應視當天的料理來挑選適合的鍋具，例如要做煎烤類或其他溫度較高的烹飪方式，就避免使用不沾鍋；若是一般快炒，或是需要加水的低溫料理，就可以使用不沾鍋，這樣食用時就可以比較安心無負擔。

七、使用鋁鍋烹煮真的會讓人失智嗎？

關於使用鋁鍋會導致老年癡呆症這個說法，威廉必須澄清一下，國人之所以會相信使用鋁鍋會導致老年癡呆症，原因是幾年前加拿大醫生檢測了幾份阿茲海默症患者屍體的大腦，發現鋁的含量高於正常人，於是就發表了鋁為有害元素，與老年癡呆症有關的報告，而這個鋁離子是以三氧化二鋁的形式存在。

但後來卻發現，對那些加拿大醫生所接觸的阿茲海默症患者大腦中鋁含量的測定，沒有重複出此前報告的實驗結果。也就是說，他們沒有發現死者腦組織中的鋁含量有明顯的升高。結果真相大白，加拿大醫學組化驗的阿茲海默症患者的樣本，曾受到鋁盒的汙染，因此很明確沒有證據表明鋁元素與阿茲海默症患者之間有直接關聯。

不過，我們實驗室曾經以動物模式模擬人類誤食鋁對於腦部的影響，當時的實驗是直接餵食「高劑量」的三氧化二鋁化合物，為期一個月，在顯微鏡下觀察老鼠大腦的切片，發現有大腦皮質細胞死亡，神經細胞的纖維萎縮並糾纏在一起，並有「澱粉蛋白（amyloid protein）」的沉澱，而且從老鼠的行為上也看得出來，會有很明顯的失憶症狀，初步評斷應該是阿茲海默症被誘發出來了。

但大家真的不用太擔心，要把三氧化二鋁吃到有阿茲海默症，劑量換算至少要吃十分之一個鋁鍋才行！

另外，根據衛福部食藥署網站公告，《食品器具容器包裝衛生標準》對金屬材質的食品容器具有規範其材質試驗標準，市面上有認證的鋁鍋皆在正常範圍內，溶出鋁離子的機率及數量也都相當低。再者，國外的研究指出，用鋁鍋烹煮酸性食材，鋁鍋本身會溶出三至五毫克的鋁，以美國環保署規定每公斤成人每天一毫克的限量來說，六十公斤的成人一天要吃六十毫克才會超標，而且這個溶出的鋁還不是上述的三氧化二鋁，所以使用鋁鍋會造成阿茲海默症這件事幾乎是不可能達標的。

若心中有芥蒂也沒關係，以下就是「最安全」使用鋁鍋的方法：

(1)不過度加熱

鋁鍋導熱快，加熱後溫度比較容易上來，但較容易塑型，相對來說也就比較容易氧化、壞得快，所以鋁鍋不適合拿來作為油炸食物的器具。

(2)不盛裝過酸的東西

三氧化二鋁會在酸性的環境下形成，雖然要讓鋁鍋物質溶出這種化合物其實有一點困難，但如果家族中有阿茲海默症或老人失智症的話，那威廉還是建議最好避開使用，降低風險。

⑶不可用力刷洗

鋁雖然是很穩定的金屬，但不要刻意用力去搓洗，以免刮花鋁鍋表面讓鋁產生氧化反應。一般在正常使用狀態下，會溶出鋁的機率非常低。

至於使用鋁箔紙是否也會溶出三氧化二鋁？答案是不會，因為溫度不夠高；再者，現在很多鋁箔紙中的鋁都已經被錫取代了。

八、碗盤清潔有方，油漬細菌不殘留

雖然臺灣外食人口很多，但近來吹起的養生風潮，讓很多人為了要吃得更健康而寧願多花一些時間，選擇在家做菜。當然親自做菜不是什麼多困難的事，過程中也有很多樂趣可言，但再怎麼浪漫還是得面對最後的現實——洗碗。

不知道大家是否都有跟威廉一樣的煩惱？煮飯備料其實都不是什麼大問題，

真正讓威廉頭疼的其實是緊接而來的「洗碗」。

在威廉家，只要是做菜的人就不會是那個要負責洗碗的人，但威廉的廚藝實在是不敢自己恭維，吃過量可是有瘦身效果的！自然而然做菜這種事絕對不會是由威廉負責，因此威廉練就了一身洗碗的好功夫。要把碗洗乾淨，又不會殘留油漬或是細菌，其實是有一些小撇步的，事實上有一些小地方非常容易被大家忽略，舉幾個例子：

- 習慣性把髒盤子和碗疊起來
- 不及時洗，長時間把髒碗髒盤浸泡在一起
- 洗什麼都離不開洗潔精，而且直接使用原液
- 缺乏耐心，沖洗不夠乾淨
- 碗筷不晾乾就收起來
- 洗完碗盤筷，卻不洗抹布

不曉得有沒有跟大家的習慣一樣呢？咱就來看看這些錯誤方法的後果吧！

碗盤疊一起，沒有及時洗

有些人習慣等空閒下來才去洗，甚至有人一泡就是大半天。但用水泡髒碗盤，最好別超過四小時，因為碗盤裡的油脂或剩菜剩飯會讓細菌特別容易繁殖，一至四小時是細菌的適應期，四小時後會大量繁殖。而且，油膩膩的碗盤疊在一起也很容易造成交叉汙染，因此讓碗盤和食物分離很重要，尤其水槽內可能含有沙門氏菌、變形桿菌★、副溶血弧菌◆、痢疾桿菌等細菌，它們都很容易附著在碗盤上。

洗什麼都用洗潔精，而且沒有稀釋就用

我想多數人和威廉一樣，不管是有油還是無油，都喜歡用洗潔精，總感覺這

★ 變形桿菌會引起食物中毒，臨床表現為胃腸炎或過敏性反應。

◆ 副溶血性弧菌屬於一種嗜鹽的細菌，容易受它汙染的食物主要為海產。副溶血性弧菌是一種常見引致食物中毒的細菌，但因為其沒有抗熱性，所以徹底加熱可將此細菌殺死。

樣才洗得乾淨，而且通常是把洗潔精直接擠在菜瓜布上，沾一點水就洗。洗潔精的主要成分是表面活性劑，若沒有耐心沖洗乾淨，是會殘留在餐具上的，過量接觸洗潔精對人體肯定沒好事。建議大家最好先分清楚當下吃的食物是否含有油脂，例如燙青菜只有加鹽，沒有再加醬油或麻油來調味的話，其實是不需要用洗潔精來清洗的。再者，洗潔精通常都很濃稠，滴一些到水中稀釋之後就可以用來洗碗盤，也不會傷手，像威廉一般都是稀釋十倍。

碗筷不晾乾卻用抹布擦

有些人懶，洗完碗筷總是喜歡貪快，直接用抹布擦，沒有先讓碗筷滴水便直接疊起，這也會導致細菌孳生而不夠乾淨。家裡最好備有碗盤架，洗完之後直接放上去讓水晾乾，也可以使用消毒櫃，但必須注意，洗碗架或洗碗盆也是要常常清洗，不然洗乾淨的碗筷很容易二次汙染。

抹布一定要清洗

研究發現，長期不清洗抹布，單塊抹布上的細菌總數最高可達五千億個！要避免這種問題，只要你聞出來抹布有臭臭的味道，就表示細菌開始孳生了，這時候一定要丟掉，別節省！一般來說，一個月就應該要更換一次抹布，而且抹布最好是木纖維材質的，具有很強的親水性和排油性，比較不容易讓細菌黏附，但——記得每天清洗，很重要喔！

九、保鮮膜有塑化劑嗎？

如果幾年前你問威廉這個問題，我會說「是」！

我相信多數人應該都聽過「用塑膠袋裝熱湯」會產生塑化劑，但幾年前，一些研究數據都指出，家裡常用的保鮮膜經過加熱後，塑化劑溶出或是揮發的劑量也不低，特別是媽媽們若把前一晚的飯菜用保鮮膜包覆起來，讓保鮮膜直接和食物接觸，隔天再連同保鮮膜一起拿去微波，塑化劑就極有可能溶到食物裡，再讓家人一口一口吞下肚。

後來因為修法★的關係，保鮮膜產品目前主要使用的材質是ＰＥ、ＰＭＰ和含有塑化劑材質的ＰＶＣ和ＰＶＤＣ。後兩種塑膠材質因為都含有內在化合的氫鍵，在製成的時候塑膠結構比較硬，因此添加塑化劑來幫助ＰＶＣ、ＰＶＤＣ材料增加它們的柔軟性。所以，在這邊要先來闢謠一下，並不是所有的塑膠都含有塑化劑唷！

早年的ＰＶＣ保鮮膜使用率很高，因為成本較低以及質地非常柔軟，但這也就表示裡面添加的塑化劑含量非常高，一旦加熱就會揮發出來，溶到食物裡；

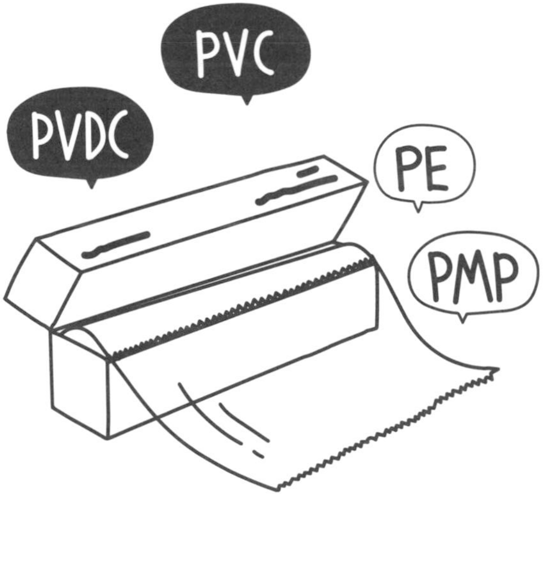

★ 這裡指的是《食品器具容器包裝衛生標準》。

再者因為塑化劑的化學性質是偏脂溶性的，所以碰到油脂類含量較高的食物時塑化劑溶出的比例又會相對較高。

現在已經立法規定PVC或PVDC材質製作的保鮮膜不得使用塑化劑DEHP。對此威廉提醒大家，購買前還是多加注意保鮮膜的製作材質，微波加熱的時候，多花點工夫把保鮮膜拿掉，就可以避免將毒物吃下肚。

要怎麼知道我們用的塑膠製品有沒有溶出塑化劑呢？其實PVC或PVDC因為含有氯，味道其實用鼻子聞就可以分辨出來，就像是一些未經認證的兒童玩具一樣，會帶有一種刺鼻感，不過純粹用鼻子聞在味道複雜的環境中有時也有困難。另一方面，隨著塑膠製品加熱的溫度愈高，PVC或PVDC上的塑化劑就會溶出愈多，塑化劑進入人體之後，會與體內內分泌系統的激素受體AhR做連結，讓人產生一種中毒式的快樂感。

我們實驗室也曾經使用塑化劑DEHP來做大白鼠的餵食試驗，結果也已發表在科學期刊《Carcinogenesis》，我們發現塑化劑的細胞毒性不大，也不會導致人類罹患癌症，但它還是相當危險，過多接觸塑化劑的狀況下，會直接影響小朋友的第二性徵發育，導致提早發育，嚴重者甚至會有生殖毒性的發生。此外，塑化劑也會造成內分泌失調、男性不孕症和神經發育遲緩等症狀。

綜合前面的說法，塑化劑肯定不是好東西，因此不論使用哪一種保鮮膜，都仍屬於塑膠類製品，所以最好不要接觸熱食，更要直接避免直接接觸含湯類及富含油脂的食物，購買前更要注意選用較安全的材質，才能避免保鮮膜的危害。

十、刺激性食物天天吃——當心大腸癌找上門

大腸直腸癌是一種消化道的癌症，發生的原因多數都是「吃」出來的，且不一定與家族史有直接相關。隨著醫療技術的進步，大腸癌已不是一個不治之症，及早發現治療效果愈佳，不像早期一聽到罹患大腸癌就好像被判死刑。

根據國民營養健康狀況變遷調查結果，大腸癌的好發率有幾個特點，包括：膳食纖維攝取不足、攝取高量的肉類、食入致癌因子、肥胖、老化、消化道微生

物菌叢不佳等。若想有效地遠離大腸癌，先從了解大腸的基本功能開始。

大腸是消化系統的一部分，這個作業系統順序是從口腔到胃，最後到直腸，功能不外乎是分解、消化、吸收和排出體外。腸黏膜上住著上千種細菌，總數量多達一〇〇至二〇〇兆個，而腸道的神經系統還有一億個以上的神經細胞，透過迷走神經可以影響其他器官。所以，如果我們消化系統運作順暢，食物養分就能被完整消化、吸收，廢棄物和毒素也就可以順利被排出體外。至於酵素的作用，也就是作用在這個地方，幫助我們分解食物、促進養分吸收。

此外，腸道菌本身除了影響食物消化吸收外，還與免疫功能調節有關。因為人體免疫細胞有七〇%位於腸道周圍，所以好的腸道菌，簡稱益生菌，可以與免疫細胞一起建立腸道健康狀態。

簡單來說，要顧好腸道，遠離大腸癌，能把髒東西排泄出去就是關鍵！

以下提供幾點有助於遠離大腸癌的建議：

- 多纖維、植物性食物為基底。
- 原型態食物、好油脂的飲食型態。

- 適當補充益生菌，有助於平衡腸道菌。
- 補充腸道排空的酵素，減少毒素累積。
- 規律運動、好睡眠。
- 適當調解壓力。
- 不菸、不酒、不熬夜。
- 避免不當使用瀉藥。

只要及早發現，大腸癌的存活率其實很高，而且，每一至二年糞便潛血檢查也可以降低五十至六十九歲者大腸癌死亡率十五—三十三％喔！

十一、蔬果這樣洗——食用最安心

各位在調理蔬菜的時候，是先切後洗還是先洗後切呢？以威廉的角度來看，蔬菜調理前應該是先洗後切，這樣才能儘量除去附著在蔬菜上的農藥，降低攝食到農藥的風險。清洗時先以清水浸泡數分鐘，讓農藥溶解在水中，倒掉水後，再以小水流的方式沖洗，完成後再切，才能避免蔬菜表面殘留的農藥汙染刀具，減少農藥暴露的風險。

毒素、汙染物、農藥充斥著我們的生活，造成身體慢性發炎，一點一滴侵蝕著我們的生命。根據美國科學院院士暨麻省理工學院教授 Wogan GN 博士的研究指出，慢性發炎是疾病的根源，原因無他，就是因為看似不嚴重、沒有劇烈疼痛、也不會顯著影響生活，因此很容易被大眾忽視。

因為慢性發炎的影響門檻低，相對而言，要去對抗它也不是太困難。從日常飲食當中，適量攝取蔬菜水果，其實就或多或少可以從中獲得抵抗能力。

但蔬菜的處理須謹慎，因為有些蔬菜的營養價值雖高，但錯誤的處理方式會讓營養素流失。

首先，食材存放的時間愈長，營養素損失就愈多，尤其是青菜。以菠菜為例，根據《食物營養保健一〇〇〇問》，在常溫放置的情況下，每多一天，維生素 C

就會減少，最多會流失達八十四%。而且，儲放的位置也應選擇乾燥、通風、陰涼的地方，若環境不佳，或是冰太久，不僅養分易流失，溼度較高時還容易發霉、孳生細菌，甚至腐爛、變質，不知不覺毒素就跟著吃下肚囉！

對此威廉真的非常同感，遙想在美國唸書時就習慣一次採購一週量的蔬菜水果，囤在家裡慢慢吃，雖然這是一個為了節省通勤成本的方法，但以目前身在臺灣的我們來說，採買與交通相對容易，就應該選擇更為健康的飲食模式。

如前面所述，光是蔬菜處理的順序，就會影響我們食的安全，另外在烹煮過程中，維生素也會受到氧化而大量流失，時間愈久保留愈少，其中又以水溶性的維生素類別最為明顯，所以盡可能縮短烹煮時間，調理後更要盡快吃完。若想添加調味粉，最好的時機是在起鍋後，並酌量使用，才不會影響口感和鮮味。

最後，喝自製的果菜汁需要注意什麼呢？如前述，蔬果內的營養素是很容易被氧化的，尤其是蔬果被帶有「金屬」刀片的攪拌機破壞後，纖維結構和營養元素瞬間被改變，如果沒在一定時間內喝掉，營養價值就下降了。

威廉建議大家，多方攝取蔬果是正確的，但還是要以原型態的飲食模式為主，才能在飽餐之際，又可獲得有效的營養元素，讓慢性發炎遠離我們。

十二、咖啡危機——當心赭麴毒素上身！

你也和十年前的威廉一樣一大早就灌兩、三杯咖啡嗎？咖啡的確會讓人清醒，但這是有時間性的，沒多久你的精神就會開始渙散，讓你整天都疲勞地、慵懶地拖磨過一天。

為什麼會這樣呢？大腦中負責傳遞訊息的中樞神經系統，在我們剛起床的時候，仍然會分泌一種名為 adenosine 嘌呤核苷酸的神經調節物質，主要是讓腦部能激起睡眠的機制，本來它的出現是可以發揮鎮定作用的，量再多一點，就會讓人打瞌睡，但如果這時候接連著喝了好幾杯的咖啡，其中的咖啡因會阻斷 adenosine 的合成，干擾了鎮定作用，就產生興奮的效果，讓人覺得清醒，這也解釋了為什麼睡前別喝太多咖啡的原因。

但是！早上一下喝太多的咖啡，例如兩三杯以上，體內咖啡因量過了血液中的最高峰值濃度後，即差不多三、四個小時後，到了中午就會掉下來，這時候 adenosine 又再度讓你覺得昏沈想睡覺，差不多就可以午睡了，這也是為什麼吃完午餐會愛睏的原因。

既然咖啡喝錯方式會讓人打瞌睡，那我們該怎麼做呢？根據哈佛大學研究指出，喝咖啡也必須「少量多餐」，習慣喝三杯咖啡的人，就可以在早上起床先喝一杯，而把另外兩杯的量分布在其他兩個時段，比如午餐和下午茶時間。而且威廉也建議，依照單位時間血液濃度的計算，每次慢慢飲，穩定喝進咖啡，穩定阻斷 adenosine，就不會讓身體一次吸收這麼多的咖啡因，並可以維持你興奮的精神，工作效率特高，不會一直昏昏欲睡。

喜歡自行調理咖啡的人，對於咖啡豆、咖啡粉的保存也要特別留意，因為一旦發霉，就很可能會產生十分頑強的赭麴毒素。

赭麴毒素分為 A、B、C 三種，其中又以赭麴毒素 A 毒性最強，具致癌性。根據食藥署的規範，赭麴毒素 A 限量為 5 ppb 以下，這個標準與國際食品法典委員會（Codex）、歐盟及中國可完全接軌，主要是因為臺灣的咖啡豆大部分仰賴進口，若食藥署執行邊境查驗發現赭麴毒素A超標，就會立即停止進口。

赭麴毒素A一旦誤食，就會累積在人類體內不易去除。發霉的咖啡豆即使利用高溫（攝氏二〇〇度）持續燒烤五分鐘，至多也只能破壞七成的毒素，重烘焙十到二十分鐘，也還有二成仍具有此毒性。因此生豆的源頭管理非常重要。

赭麴黴菌生長的條件，在臺灣其實相當容易達成，只要水活性〇·八以上且有充足的空氣，就會產生孢子，廣泛散布於土壤及空氣中，一旦遇到適合的環境，就會孳長產生赭麴毒素，所以咖啡豆從進口後到售出的過程中，務必確保運送、貯藏、販賣以真空包密封維持乾燥程度，預防赭麴菌的生長。

十三、微波食品與塑化劑

關於微波食品這個問題的癥結點應該是要問說，塑膠裝的食物天天微波加熱後吃，健康嗎？

解析這個問題前，我們先來探討裝食物的塑料容器有塑化劑嗎？

說到塑化劑，就一定要先說塑膠。在臺灣，不被塑膠影響生活的人應該如鳳毛麟角，非常罕見。因為塑膠結構上的穩定特性，帶給了人類生活便利性，產品又多樣性、使用上也有很多選擇性……它的優點造就了它的地位，但也成了它最大的問題。複習一下前面曾說過的：塑膠一來無法分解，二來不容易找到更適合的替代產品，第三，若以燒毀或融化的方式來消除，雖說可一勞永逸，但其過程中所釋放的有毒氣體（戴奧辛）及塑化劑，會嚴重造成人體與環境的危害。

塑化劑其實有數百種，大部分皆是無色、無味而且毒性不強的脂溶性化學物質，但卻很容易累積在我們身體的脂肪組織中。而且可怕的是，體內的塑化劑物質會囤積在生殖系統中，無論男女，所以往往會造成不孕或內分泌錯亂，也易使產婦流產或產下畸形兒。

但相較戴奧辛來說，塑化劑對於人體的毒性影響較低。常見的二〇〇種當中，以毒性最高、最惡名昭彰的鄰苯二甲酸二（2—乙基己基）酯（DEHP）

來說，雖然只是二級致癌物（對人類無致癌證據），但接觸過量可能對人體造成生殖毒性的危害，尤其是對男性的精蟲活力影響尤大。目前各國針對DEHP，規範其每日可容忍攝取量（TDI）上限範圍為〇‧〇二～〇‧一四毫克／公斤，以五十公斤成人為例，每日攝取量上限為一‧〇至七‧〇毫克。目前在製作過程中會添加DEHP的就屬PVC產品了，法令中已明定不可用在食品接觸和兒童相關產品上，在購買時多加注意，應可避免黑心商品，因此讀者也不必恐慌。

臺灣食藥署的統計資料顯示，瓶裝運動飲料內的DEHP最高含量為三十四‧一毫克／公斤（mg/kg），以一瓶運動飲料五〇〇毫升為例，一瓶運動飲料就含有十七‧〇五毫克，以五十公斤成人來計算的話每日攝取量為〇‧三四一毫克，每天只要喝三瓶以上就會超標。保健食品最高含量也曾被驗出有二一〇八毫克／公斤，如果一個五十公斤成人一天吃兩公克就會攝取四‧二二毫克，也是超標。雖然規範DEHP是不允許被添加至食品當中，但若有廠商抿著良心生產食品，亦或是使用DEHP含量超標的劣質再生塑料當原料，就很容易危害社會大眾的健康。

但就現實層面來說，我們無法去評估塑料「過量」釋放塑化劑和人體「長期」暴露的確切數字，也就是毒理學中強調的中毒致病兩大關鍵——劑量與時間。既然無法評估，當然就無法有效地以現有的科學方式去推測其真正對人體的影響，甚至有些人暴露了一輩子都沒發病也是有可能的。但可以確定的是，即使其含量均符合國家規範，接觸這些有毒物質的時間長了，進入人體，日積月累，還是有較高的機率會造成相當程度的毒性和危害。

總之，黑心商品盛行，威廉建議大家還是要有正確的毒物概念才是，要裝熱的食物，還是以有安全認證過的玻璃器皿或是不鏽鋼金屬為首選，塑膠袋就算不是PVC材質，也不建議直接與食物接觸。至於盛裝食物的那些塑料餐具，依目前的法規，只要是2號或5號，都可耐高溫，也不會含有塑化劑成分，是可以安心使用的。

針對塑膠而言，再次提醒大家，回收利用並不能防止塑料廢物對環境的影響，只是延遲它進入垃圾掩埋場或自然環境的時間而已，有效的限制產量及減少使用量，並積極尋找更環保的替代材料才是處理塑料問題的解決之道。

十四、粽子的危險添加物

端午節有人不吃肉粽的嗎？威廉我吃，但不超量，只吃一顆……不是不喜歡，而是有問題的粽子若吃下肚，對健康真的是一大隱憂！因為傳統的粽子餡料大都是由糯米、五花肉、鹹蛋黃、乾魷魚、紅蔥頭及蝦米等高熱量高油脂的材料組成，一顆就含有約五〇〇—六〇〇大卡的熱量，以前威廉一餐吃兩顆肉粽，就約一二〇〇大卡了，叫人怎麼能不胖呢？

除了熱量之外，市面上常遇到的粽子問題，就是食材中含有或是違法添加不符合規定的化學物質，當這些食材下肚後，不易被消化，過量攝入很容易造成身體的負擔，諸如消化不良、腸胃不適、便祕，甚至引發血壓、血糖升高等。

市面上常見的粽子食材所遇到的違法添加問題，大概有：

(1) 粽葉：漂白劑、二氧化硫

(2) 乾香菇：重金屬、農藥殘留

(3) 鹹蛋黃：動物用藥超標、染色劑

(4) 菜脯：苯甲酸、防腐劑

(5) 花生：黃麴毒素

(6) 蝦米：漂白劑、二氧化硫

因此購買粽子要慎選商家，如果可以的話，最好還是自己動手包粽子，一方面可以選擇好的材料，也可有較多的花樣供搭配。

包粽子的準備注意事項，諸如：粽子的葉子要選擇大片且完整，乾燥潔淨、無長黴，聞起來有點自然竹葉清香，沒有硫磺或酸味。買回後需先用熱水煮過，粽葉會散發竹葉清香，假如飄散異味，決不能使用。餡料以低油、低鹽、低糖和高纖的材料為原則，例如選擇使用豆製品來取代五花肉與鹹蛋黃，可減少膽固醇與油脂的攝取。再加入紅蘿蔔、杏鮑菇、蒟蒻、筍子、香菇等，既增加美味口感，又補充了纖維質的攝取。這些餡料在製備的時候最好是使用清蒸或水煮的方式來取代油炒，對身體較沒負擔。

粽子畢竟是一種不易被消化的食物，建議每天以吃一顆為原則。威廉還要提醒大家，吃粽子時搭配蔬菜和水果，就可在輕鬆享受美味的同時，也達到營養均衡的目的。

十五、泡麵也能健康吃？

現在人的生活節奏緊湊常常沒有充裕的時間好好吃上一餐，在感到飢腸轆轆的夜晚，一碗泡麵通常就是大家最常選擇快速充饑的食物之一。

但現在的健康意識相對擡頭，不少人擔心吃了泡麵賠上健康，時常聽人將泡麵與不健康畫上等號抑或是泡麵防腐劑太多，吃太多會變木乃伊等等，這是真的嗎？

姑且不論以前的做法，現今市售泡麵在加工處理的過程中，幾無再使用防腐劑，因為泡麵商將新鮮的麵條以油炸或是烘乾的方式處理，藉此把麵條中的水分去除外也添加了維生素 E 等抗氧化劑，由此降低水含量來抑制細菌的生長並防腐。

雖然少了防腐劑的危害，但是泡麵確實存在過油、過鹹及營養不均等問題。即便吃起來口感佳，但也相對埋下健康隱憂。另外，泡麵的蔬菜量少，長期吃恐導致飲食不均衡而致病。雖然目前沒有證據證明吃泡麵會「直接致癌」，但長期食用高油高鹽食品，的確是升高胃癌風險的普遍原因。

威廉在這邊簡單教大家吃泡麵的較佳方法：

第一步：選購時要挑非油炸麵體。

第二步：在泡麵前先將麵浸泡一下，這時會有一些油浮出來，

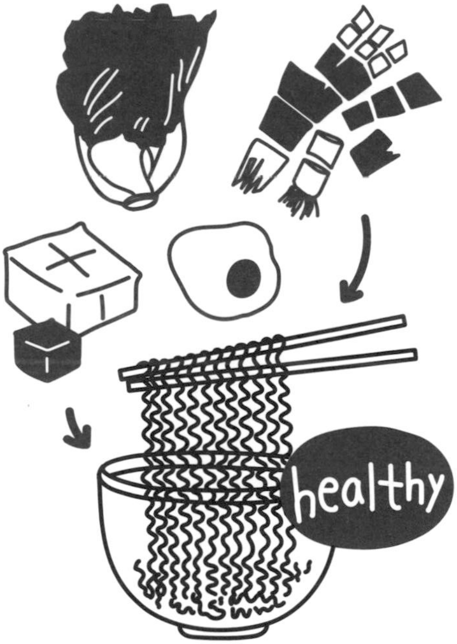

在麵還不是很軟的時候，就把水倒掉。

第三步：這時候才加入熱水進行第二泡，放入調味包並挑出裡面的固體部分（如乾燥肉、菜）。使用油包與調理包要斟酌，最好別全加，可減少油、鹽、糖的攝取，味道也不會太重。也建議吃泡麵要避免喝湯，可減少吃下過多鹽分及鈉。

可以的話，搭配蔬菜如生菜沙拉、醃黃瓜等，其含鉀可幫助排出鈉，配豆干或皮蛋豆腐，也可以增加蛋白質攝取增加。

與其說千萬不要吃，倒不如儘量吃得健康又安心，讓我們可以享受到泡麵的美味又吃得不傷身，這絕對是我們可以努力的方向！

十六、巧克力、麵包恐藏致癌物——「縮水甘油酯」？

二〇一八年五月歐洲食品安全局公告，經高溫處理的植物油在動物實驗中發現可能含有「縮水甘油脂肪酸酯」（glycidyl fatty acid esters），這是一種可能致癌物，相關產品包含人造奶油、植物油、植物油衍生物等，其中又以棕櫚油最多，而棕櫚油用於數百家食品品牌，包含知名巧克力、餅乾、蛋糕等。因此，歐盟針對植物油中縮水甘油訂定標準，每公斤不得逾一千微克。

什麼是縮水甘油酯？油品在精煉過程中，會進行一個脫臭反應，步驟是將溫度加熱超過攝氏二〇〇度，其中原油內所富含的縮水甘油酯前驅物便會與油中的其他成分發生化學反應，產生縮水甘油酯。然而縮水甘油酯只是精煉油脂加工過程的代謝產物，沒什麼特別作用，所以也可以說是汙染物。但若以現階段尚無法明訂其嚴格限量標準前，市售的精煉油或其衍生食物都有可能含有縮水甘油酯。

值得注意的是，食物中的縮水甘油酯並不會直接產生毒性，大家別誤會了！它的致毒機轉是透過在消化過程中被分解，讓縮水甘油酯轉換成縮水甘油。而縮水甘油就是會誘發基因毒性的毒化物，早年被世界衛生組織國際癌症研究中心IARC證實可在老鼠體內造成腎臟癌，已列為2A等級的致癌物。

雖然2A等級致癌物並沒有確切的人體致癌紀錄，但要避免其造成傷害，竭盡所能的將食品中的縮水甘油酯含量降到最低仍是不二法則。以加工過程為例，香港食品法典委員會就曾報告，較佳的做法就應著眼在油品加工的初期，減少它有機會大量產生縮水甘油酯前驅物，而非只是著眼在煉油後端過程的去汙處理。

根據歐盟評估，每日成人耐受量為每公斤體重〇．八微克；此外，若直接食用或供加工用途的植物油，限量訂在每千克一千微克；提供為生產嬰幼兒奶粉、副食品用途的植物油，限每千克五百微克；提供為生產嬰兒配方食品、較大嬰兒配方輔助食品等用途的植物油，產品為粉類限制每千克五十微克、液體則是每千克六微克。

個人的飲食上，油脂在人類的健康中仍是不可或缺的重要一環，除了能量來源之外，亦有許多的脂溶性養分也是透過油脂的攝食而間接獲得，所以要避免吃到受到汙染的油品，而保持均衡飲食更是首要的不二法門，進食不同種類的食物，減低因偏食而攝入特定汙染物的風險；其次，要購買有安全認證的油品，雖然我們不是迷信廠牌，但有安全認證的品牌確實發生問題的機率是比較低的；最後，以新鮮食材配料來烹調食物，更能減少吃到受汙染油脂的機會唷！

十七、巧克力與牛奶一起吃會引發尿道結石？

有訛傳，一邊吃巧克力一邊喝牛奶，可能會引起尿道結石？

確實，多喝牛奶可以補充鈣質，但因為口味的關係，有很多人不喜歡牛奶本身的味道，所以比起一般「純的」牛奶，有添加不同香料——如：巧克力、草莓、果汁、花生等等的牛奶，更能被大眾所接受。

但傳言中說，巧克力內富含草酸，與牛奶一起飲用的同時，會影響人體對牛奶中鈣質的吸收率，讓這些鈣質隨著糞便排出體外，不會被吸收；而草酸反而會被小腸吸收，進入血液與血液中的鈣結合，並在腎臟、輸尿管或膀胱堆積形成結石，引起腎或尿道結石。

威廉看到這個報導時，說真的，下巴都快掉下來了，不曉得該哭還是該笑，這……是有人惡意要作怪呢？還是教育水準真的低落？如果真是這樣，那喝巧克力牛奶的人是不是都骨質疏鬆了？還是他們都檢查了自己的糞便？

這種事情根本不可能會發生喔！不要再亂拿實驗室裡的數據來說嘴了。一般食用的巧克力裡所含的草酸是不會在體內與牛奶的鈣質形成草酸鈣的，就算會，你也必須要一次吃十公斤以上的純巧克力，你有可能吃這麼多嗎？

喝牛奶再吃巧克力實際上是不會因此而造成腎結石或尿道結石的，而且，在歐洲，幾千年來就已經流傳了有一邊吃巧克力一邊喝牛奶的飲食法，真的，請放心食用吧！

尿路結石是現代人常見的疾病之一，臺灣的結石患者中約有八成是「草酸鈣結石」，因此，含有草酸和鈣的食物往往會被視為結石的元凶，像是菠菜加豆腐等等，但真正引發結石的原因其實多數是水喝得不夠或是鈣質攝取不足。根據臺灣食藥署「國人膳食營養素參考攝取量及其說明」的資料，臺灣民眾平均鈣質的攝取量只達一般成人建議攝取量的一半！

既然鈣都攝取不足了，還想特地挑選食材來防止結石？其實還不如思考，要如何更積極地攝取有效的鈣質才是良方！

喝牛奶的確是攝取鈣質的好方法，牛奶含有豐富的蛋白質和鈣質，還可以預防骨質疏鬆，但要確保牛奶的品質以及新鮮度，否則喝一次就拉一次，養分再多都沒用。此外，我們也可以透過喝大骨熬煮的食材和煲湯，吃小魚乾或是軟骨類的食物，直接吸收動物性的鈣質。另外，多吃黑芝麻也可以幫助身體間接吸收鈣質。

另外，多運動、多晒太陽也是增加身體吸收鈣質的妙方。當然，如果以上的食材都不是你喜歡的東西，也不喜歡運動晒太陽，沒關係，多喝水也是最有效降低結石的方法之一。

十八、慎防鉛中毒

二〇二〇年七月，臺中市前議長與家人，疑似自費食用中藥導致鉛中毒，而且鉛的超標指數竟比標準高出三十五倍，頓時讓人摸不清頭緒到底中藥與鉛有何關聯，要如何才能預防。

鉛中毒是一種由鉛所引起的金屬中毒，因為它帶有正電荷，很容易與我們的脂肪組織結合，特別是中樞神經系統，很難藉由正常代謝去除它，也因為如此，鉛肯定是威脅人類健康的一大殺手。

鉛一旦誤食很容易累積在我們的腦部，當累積的劑量夠高，就會有鉛中毒的負面神經症狀顯現出來，例如記憶力出現問題、頭痛或者是情緒不穩，有時候也會伴隨腹部疼痛、便祕、易怒、不孕和手腳麻痺。在一些臨床案例中，對於一些未知起因造成的智能障礙病例裡，鉛中毒占了將近百分之十，而且鉛中毒不只會影響情緒，很多的案例顯示症狀也會表現在行為異常上，而且這些負面影響多半都是永久性的。嚴重時會導致腎臟病變、貧血、癲癇發作、昏迷或死亡。

鉛的暴露方式包括透過空氣汙染、水、皮膚接觸、食物或消費性產品。但透過嘴巴的飲食，是鉛毒進入我們體內最主要的管道，因此，保護自己的第一步就是要注意自己的飲食：

(1) 脂肪食物會增加鉛質的吸收，因此飲食儘量降低高脂肪食物的攝取量。

(2) 盛裝菜餚選用安全餐具，避用色彩鮮豔的餐具，以防彩色顏料中的鉛滲入食物中。

(3) 與食物接觸的餐具，建議選用沒有顏色或圖案，儘量挑選白色、平滑的。

(4) 避免使用有含鉛的水晶製品來裝飲料。

(5) 用食品袋裝食品，要防止上面印刷的字、畫、商標與食品直接接觸。

(6) 少用色彩鮮豔的吸管。

第二步，了解哪些會是高風險的含鉛食物，諸如罐頭食物、路邊攤飲食、貝類水產、皮蛋加工食品、大骨頭湯衍生產品（例如日式拉麵）、未經檢驗合格的中草藥（例如八寶散、驚風散、鉛丹、硃砂、蜜陀僧等）。

第三步，吃可以排除鉛的食物——

(1) 富含鈣、鐵、鋅的食物：鈣、鐵、鋅與鉛進入體內腸胃道是透過同一個運輸蛋白質，具相互競爭機制，因此多吃些富含鈣、鐵、鋅的食物，例如豆製品、肉類（牛肉）、蛋類、動物肝臟、牛奶、蝦皮等，可以增加鉛的置換率。

(2) 蛋白質食物：如豆製品、蛋等，因為這些蛋白質成分可與鉛結合成可溶性的溶出體，有效幫助鉛的排除。

(3) 含維生素C的食物：透過促進鐵質吸收，可抑制人體對鉛的結合度，也可協助體內的鉛從糞便中排出。

(4) 胡蘿蔔：含大量的果膠，可減輕鉛在體內的毒性。

(5) 大蒜：可降低鉛毒，減少鉛對人體的危害。

(6) 茶葉：成分中的鞣酸可與體內的部分鉛結合，幫助體內鉛從尿液排出體外。

知己知彼，百戰百勝，要慎防鉛中毒，就必須要殲敵於境外，避免「鉛從口入」，讓鉛完全不會進入我們的身體是防範鉛毒最重要的法則。

十九、這樣泡茶不對，茶多酚都沒了！

喝茶的好處，大家應該都不陌生，茶葉中除了我們熟知可以抗氧化的四種茶多酚之外，還含有許多物質，好處很多，依文獻報導過的，可能就包括抗癌、減脂、降膽固醇、預防心血管疾病、解肝毒、延緩衰老、醒腦提神、增加骨密度，甚至還可以預防蛀牙。

因此談到喝茶，除了享受它的風味之外，健康因素也是大家討論的重點，尤其是前面提到的抗氧化力。研究綠茶的學者提醒大家，「綠茶之能抗氧化，取決於我們所喝到的綠茶內含物之多寡」。因此，接下來威廉就要告訴大家怎麼沖出

圖 1-1　綠茶茶多酚冷泡、熱泡的活性百分比

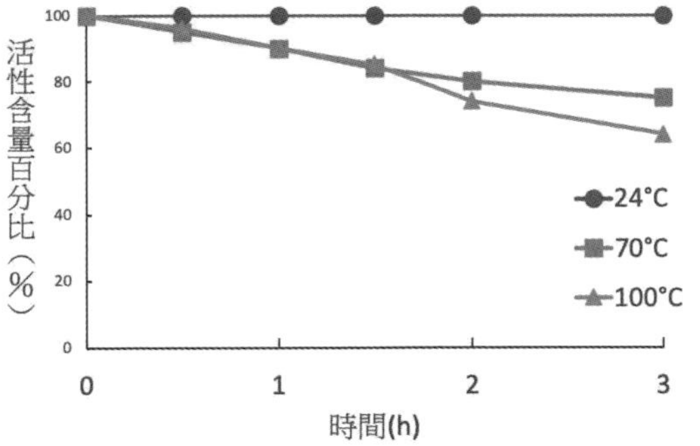

圖表出自Food Chemistry期刊 YaLun Su,.2003

招名威實驗室 林欽鴻整理

圖 1-2　綠茶中的茶多酚在常溫下活性百分比

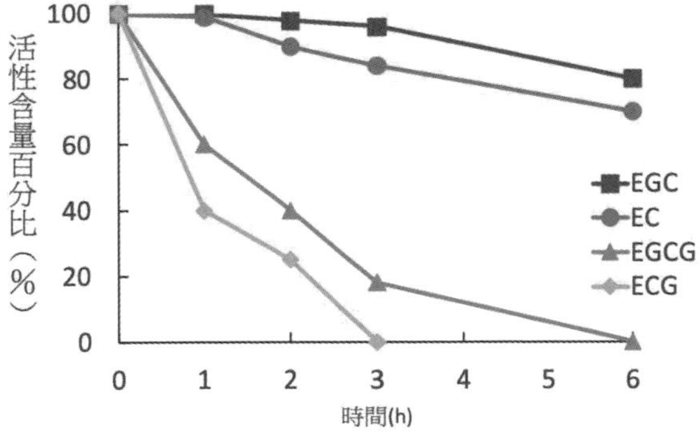

並喝到重要的茶多酚。

一篇發表在國際著名期刊《食品化學》（Food Chemistry）的文章中，說明了雖然高溫沖出來的茶多酚含量較高，但可惜的是，茶多酚裡的關鍵成分EGC和EGCG熱穩定度不佳，很容易被溫度影響，也會隨著時間「被氧化」而失去效用。因此相對來說，一直處在低溫狀態的冷泡茶，它所沖出的有效茶多酚，反而還比熱泡茶多了四成。

因此，若想要喝到具有較高抗氧化活性的茶，威廉建議冷泡，或是熱水沖泡後趁新鮮飲用，但小心不要燙傷嘴巴。此外，我們其實也可以從茶湯的顏色看出差異，冷泡茶的茶湯顏色一般較淺，而茶色較深的則是熱泡的茶。顏色較深表示茶多酚被氧化的程度較多，其抗氧化效果較差。

威廉分享自己做冷泡茶的步驟：

(1) 選用有安全認證的水瓶及茶葉。
(2) 以一公升的常溫水來沖泡，茶葉的用量不需多，二十公克足矣。

(3) 泡茶時間，以包種茶及碧螺春為例，最適冷泡的時間為二至三小時，

烏龍茶則為四小時。

(4) 蓋緊瓶蓋，靜置於冰箱內十二至二十四小時，可提升飲用口感。

喝茶好處雖然很多，但飲用方式、喝多少量、喝多長時間、多久喝一次……等條件都會影響效益，絕對不是喝一杯就立即有效，當然也不是喝愈多就愈有效。適量及適當的飲用最重要，而且為了避免細菌孳生，最好鮮泡鮮喝，特別是在夏天。

二十、吃飯順序也是有眉角的

臺灣人一般的進食習慣，通常是飯、菜和肉一起吃，之後喝湯，最後才吃水果，但事實上，恰好相反喔。

比較理想的進食順序是先喝湯，接著吃蔬菜水果，然後吃魚、肉和蛋類，最後才是吃熱量密度最高的米飯。但只說這個順序真的無法代表營養吸收的效率高低，如果可以的話，我會把上面這個飲食流程加註一個「劑量與時間」來說明。

網路上很多專家已經都指出，無論早中晚餐，想要均衡、健康或瘦身，吃飯步驟很重要，這不僅會影響營養吸收和促進新陳代謝增加，而且按熱量密度由低至高的食物依序進入消化系統中，也比較不容易囤積脂肪，且可以大大降低熱量攝取，讓營養更均衡。

吃飯前先喝湯的優點？因為飯前空腹，養分吸收效率最高，可以透過喝湯把好的養分傳遞到身體裡。水果在正餐前吃，可以提高胃部食物體積增加飽足感，接著吃蔬菜，填補胃腸部分空間，延緩血糖上升，血糖控制好就比較不容易肥胖。喝完湯、吃完蔬菜後，上半場大概就已經把胃的空間塞滿一半了。處於半飽狀態下，這時候就可以吃些豆魚蛋肉類等蛋白質為主的食材，以及熱量密度較高的米飯、麵食，且因為胃的空間有限，所以下半場比較不容易吃過量，還可達到攝取熱量減少的效果。

但威廉還是要以毒理學的角度提醒大家，無論是想要健康還是想減肥，劑量與時間都還是主要關鍵。劑量當然就是指我們攝食的量，過多、過少的食物都很容易造成身體的負擔，無論是一次性或是長期，都不是件好事。從時間上來說，盡可能地把用餐時間拉到半小時至一個小時，讓自己可以細嚼慢嚥。因為咀嚼有太多的好處了，除了可以增強記憶力，預防失智外，也可以讓我們的胃有時間去分泌胃酸分解食物，進而刺激腦部的飽食中樞，產生飽足感，達到吸收養分、防止肥胖的效果。

其實大家都知道細嚼慢嚥的好處，但因為生活節奏緊湊，總是在食物入口後，又習慣性的隨便咬兩下就吞到肚子裡了。所以，要吃得健康，順序絕對不能錯，而且進食的速度真的很重要，只要放慢吃飯速度，自然就可以增加咀嚼次數。再提醒大家，吃飯的時候最好改掉邊吃邊玩手機的習慣，因為吃飯快、急還分心，反而會在不自覺的情況下吃進更多的分量或是空氣，導致胃痛、脹氣、消化阻塞、便祕……什麼都來。

二十一、你喜歡喝可樂嗎？

威廉以前在美國唸書的時候，看到有些人平時就把可樂當水喝，讓當時的我不禁懷疑，到底是我有問題還是他們？喝可樂究竟是好還是不好呢？

其實可樂到底有多少種，我們可能無法想像！威廉因為唸的是毒理所，所有的生活飲食都要符合解毒排毒的概念，例如我們所長堅持不吃生魚片，因為怕會有寄生蟲，因此「正常版」的可樂基本上不可能會出現在我們這棟大樓裡面，也不會出現在任何一個所上所舉辦的餐會或研討會。

那一般美國同學怎麼一解對於可樂的口腹及心理慾望呢？很簡單，只要把可樂裡面的「有毒物質」去除，再加上一點營養成分或是吸引人的香料，不就變成了一種營養飲品了嗎？確實，我在毒理所唸博士的五年內，沒有在所上喝過任何一杯正常的可樂，取而代之的都是些……

(1) 代糖可樂。

(2) 代糖＋去咖啡因可樂。

(3) 代糖＋去咖啡因＋香料（香草、萊姆、櫻桃、肉桂）可樂。

(4) 代糖＋去咖啡因＋香料（香草、萊姆、櫻桃、肉桂）＋維他命可樂。

你會想喝哪一款呢？不過題外話，雖然不喝可樂，但所上辦的活動中酒精飲料倒是不少……

話說回來，從營養的角度來看，除了水，可樂基本上不具有什麼營養價值。相反的，可樂中一些成分，在一定情況下是會對人體健康造成損害的，例如過量的二氧化碳、磷酸、咖啡因等，可樂中含有的熱量還被認為是兒童肥胖的「幫凶」。而且經常飲用，這些不好的物質會積少成多，導致體重快速增加，或是造成日後的健康問題，所以根本不可能會有喝可樂可以減肥這種事。

可樂中還含有一種叫磷酸的成分，它會降低體內鈣的吸收，影響孩子骨骼生長及身高的正常發育。正值生長發育期的兒童與青少年，需要充分的鈣質，使骨骼正常生長發育，維持良好的骨骼新陳代謝，並使骨骼密度達到最佳狀況，所以不宜長期飲用可樂等碳酸飲料。而且，磷酸還會阻礙鐵質的吸收，一旦鐵質不夠，會引起缺鐵性貧血。正在快速生長發育的孩子們，也正需要足夠的鐵質來快速造血，真的不宜多喝。

完全不喝可樂其實不是威廉的想法，我倒是建議定時定量地喝，可以確保進到你身體裡的劑量。但是，尚在發育的孩童及青少年，真的建議父母親儘量減少讓他們飲用可樂和其他的含糖飲料，除了健康問題外，也易養成嗜甜的不良習慣，或是像只喜歡喝有甜味的水而不喝白開水那樣。

二十二、雞蛋中的乃卡巴精

雞蛋時不時也會有一些食安相關的問題，食藥署檢測動物用藥殘留，就曾經在不合格產品中發現有兩件雞蛋、一件鴨蛋的案例，都是含有不得檢出的「乃卡巴精」(Nicarbazin)。

一般來說，乃卡巴精添加於雞飼料中，用量極低，但規定停藥期五日後雞隻才可上市。且不可用於生蛋雞，因為會殘留於蛋中。

當時報紙上諾大的標題寫著「乃卡巴精傷腎」，這樣的說法並不正確，我們使用的乃卡巴精是 1,3- N,N'-bis(4-nitrophenyl)urea 和 4,6-dimethyl-2(1H)-pyrimidone 等比例的混合物，實驗室中的大鼠每天要吃乃卡巴精五〇〇毫克／公斤，其中一個成分 phenylurea 才會發生化學反應乙醯化，導致腎結石而傷害到腎臟。

這倒底得吃下多少顆毒雞蛋，你知道嗎？根據毒理學的安全係數計算，乃卡巴精的每日攝取安全容許量 ADI=400 微克／公斤。也就是說六十公斤的人一天容許攝入 24000 μg。以超標最高的 0.05 ppm=0.05 mg/kg =50 μg/kg 計算，六十公斤的成人必須吃下四百八十公斤的藥殘蛋才會超出每日的安全容許量。

其實，一般人即使是吃了不合格的雞蛋，超標的乃卡巴精其實遠低於安全容許量，更遠低於對腎臟產生傷害的劑量。因此即使誤食超標的蛋，健康危害風險也很低，沒必要太過焦慮。不過，乃卡巴精最危害的不是腎臟，而是發育毒性，造成胎兒發育異常。

消費者應選擇CAS合格洗選包裝蛋品，如果是散裝，要挑選蛋籃有張貼「雞蛋溯源標籤」者。標籤貼紙上印有雞蛋場名稱、二維條碼及保鮮日期。可透過手機掃描貼紙上的二維條碼，查詢牧場負責人姓名、產地及雞隻飼養資訊。

二十三、食道癌

癌症不恐怖嗎？如果你對癌症無感，那你很幸運，表示你或者是你的家人都沒有遭遇過癌細胞的侵蝕，是件好事，請繼續保持。

但有些事實還是請你了解一下，在臺灣這個狹小的空間裡，同時間有五十多萬個癌症病患，平均每五分鐘有一個人罹癌，超越世界平均值。而食道癌，國人十大癌症死亡率的第九名，平均每十萬人就有二十人會罹患食道癌。

食道癌為什麼是高死亡率的疾病呢？首先，我們必須了解到食道本身就是一個易膨脹且感受性特差的部位，我們每天都要用到它，如果沒有好好善待它，老是吃辣的、刺激性的、滾燙的、重口味的，時不時再來點檳榔，或來一下胃酸逆流，都會刺激食道的上皮黏膜細胞病變。這些病變的細胞其實滿厲害的，威廉教細胞生物學這麼多年都覺得它們就像體內打不死的蟑螂一般，怎麼殺都殺不死，而且它們會在你神不知鬼不覺的情況下默默的變成食道癌細胞，而且都已經很嚴重了，卻還不一定會出現病症，所以，很多人被診斷出食道癌時多已是中晚期。

食道癌五年平均存活率不到二〇％，早期可以說幾乎沒有明顯的症狀，一般人要嘛就是忽略，不然就是當作胃炎處理，吞吞胃藥，或是以為胃酸又逆流了之類的。之後，因腫瘤持續變大，阻塞明顯引起吞嚥困難的症狀才會被發現。在臨床上，九十九％食道癌的病人都會有不易吞嚥以及體重減輕的徵狀。到了末期，病人可能會吐血、排黑便，以及因食道氣管阻塞破裂引起咳血、咳嗽等症狀。

食道癌的治療，真的很辛苦，早期食道癌病患多以手術進行腫瘤的切除以及食道的代替重建為主，對於不適合手術或是晚期的食道癌病患，則是化學和放射治療同步進行，這比單獨使用放射治療，有較長的存活期。

說真的，食道癌的預後不理想，主要都是因為早期症狀不明顯，發現時多已是中晚期，只有極少數的病人是在做例行身體檢查時發現罹患食道癌。

既然知道發現太晚是主要的問題，從毒理學專業，威廉提供一些科研上的小知識，看看是否可以幫助大家把預防醫學的概念融入到日常生活飲食中。

根據研究發現，礦物質鋅可有效抑制食道癌細胞的生長。該研究刊登於美國頂尖期刊FASEB期刊中。一般人普遍認為鋅就是那個可以幫助男性重振雄風的礦物質，但實際上，鋅是人體缺一不可的重要礦物質，需要它來維持身體正常運作，包含免疫力、傷口復原、凝血功能等，若缺少鋅會造成

十大含鋅食物

每100克之鋅含量（毫克）

生蠔	78.6
牛肉與羊肉	12.3
小麥胚芽	16.7
菠菜	0.8
南瓜子	10.3
堅果	5.6
可可粉	6.8
豬肉與雞肉	5
豌豆	0.5
蘑菇	0.9

幼童、青少年發育不良，當然也包括男性不孕。

德州大學阿靈頓分校護理系的 Pan 教授根據臨床研究發現，食道癌患者都會有一個共同特點，就是體內缺乏鋅，但若讓患者攝取足夠的鋅，就可以有效的增加病患的免疫力，順道抑制食道癌細胞的生長。他也同時發現，一般民眾在日常生活飲食中若能適量的攝取鋅，或是吃富含鋅的食材，都可有效降低食道癌發生的風險。

最後，威廉還是提醒大家，預防食道癌，首要就是避免危險因子，包括抽菸、喝酒及嚼食檳榔；另外，不要喝太燙的湯或茶，避免食道反覆灼傷引發細胞病變。發霉食物及刺激性食物儘量避免，多吃蔬菜、水果、維生素 C、鋅甚至適時補充對的酵素幫助代謝，都有助於降低食道癌的發生。

本身有胃酸逆流或是逆流性食道炎的病患，是食道癌的高風險族群，不妨定期到醫院做檢查，甚至多花點錢做食道內視鏡或食道 X 光鋇劑攝影，早期發現早期治療就能提高治癒率。

二十四、你吃的麵包健康嗎？

以前和譚敦慈老師閒聊的時候，無意間就發現，其實我們對於麵包都有一個相同的認知，那就是——為了健康和安全，麵包真的不能亂吃！

怎麼說呢？麵包屬於發酵類的食品，它絕對不是原型態的食物唷！其中含有麵粉、水、酵母粉、砂糖、澱粉、油脂等材料，混合成麵糰後，經過一段時間發酵和烘培所製成。看似非常的簡單，但千萬不要忘記了一個重點——就是油脂。從超商麵包的包裝袋背面，可以很清楚的看到成分及含量，我們就可以知道一個超商所販賣的麵包會含有多少種油脂……相信我，該多的絕對不會多太多，因為成本會變更貴，但少的保證一個都不會少，因為少了就不好吃了。

很多上班族為了方便，三餐會隨便買個麵包果腹，像以前的威廉，自以為吃少少就可以減肥，隨便囫圇吞個麵包，也不吃飯。結果，你覺得會瘦嗎？

事實上，一次吃兩個麵包，熱量可能就比排骨飯還高，如果沒有超量的運動，根本不可能代謝掉這些油脂產生出來的熱量。

除了油脂之外，麵包中還有很多東西是你沒有仔細留意過的，像是紅豆麵包、菠蘿麵包等，為了要使這類型的麵包吃起來香甜Q軟，店家必須要添加糖與奶油，是否超量這不好說，口感與口味這事可能因人而異，若購自超商的話，至少我們還可以知道他們到底加了多少糖跟奶油，但一般手工店的麵包就不易得知其中的含量。

此外，為了方便製作麵包的作業流程，大多會選用經由多重加工後的「精緻澱粉」，這是全麥去除麩皮與胚芽後製而成，它所含有的膳食纖維僅為全麥麵粉的二〇%。還不止如此，精緻澱粉對人體消化吸收的速度較快，血糖影響變化也較大，意思就是，麵包吃了以後比較容易吃不飽，兩、三個小時之後就會產生飢餓感，但熱量卻是超標的，這對於要健康和要瘦身的人來說都是不好的。

一般烘焙店所製造的麵包都沒有標示製造成分，真的有可能不知不覺就吃下了過多的精緻澱粉、色素、奶油、氰化油、益麵劑、香精、糖，還有卡路里。所以，威廉建議，適度的飲食最重要，如果可以的話，請挑選有安全認證以及含量標示清楚的麵包，如此一來，不僅可以確保吃下了什麼東西，也可以知道吃出問題來要找誰，當然，更能減少熱量的累積，讓我們安心享用美食並活得更健康。

二十五、冬至吃湯圓的隱憂

冬至時節，最期待的就是跟家人一塊吃熱呼呼的湯圓，不管是鹹的還是甜的，都好。因為冬至又稱之為「冬節」，吃湯圓的訴求很簡單，除了有圓滿、團圓外，也有「取圓以達陽氣」的涵義，祈求來年可以事事圓滿平安。

不過，你有沒有想過到底吃多少顆湯圓「最不」影響健康呢？從毒理學家的立場來說，湯圓除了好吃的嫩Ｑ口感之外，實在是想不到有什麼好處啊！

首先，湯圓的熱量超級高，很多人為了追求瘦身不吃米飯，但你絕對想不到，僅僅兩顆芝麻湯圓的熱量就大約等於半碗飯了！

其次，湯圓中的主成分是糯米，黏性超強且不易消化，對於吞嚥與消化能力差的人來說，少量真的非常重要，尤其是老年人及幼童，一餐最好不要吃超過二至四顆，否則很容易增加腸胃道負擔，造成消化不良、腸阻塞、脹氣、胃酸逆流等問題。所以切記，吃湯圓等糯米類的食物，務必細嚼慢嚥，千萬不要狼吞虎嚥，也要避免太燙，否則造成食道灼傷和腸胃問題就得不償失了。

那麼，該怎麼在兼顧熱量的同時又可以品嚐湯圓呢？

威廉建議大家可以使用「替代飲食」的方式，也就是說，當我們吃下湯圓的同時，澱粉類的食物包括米飯就應減少食用，以四顆湯圓就是一碗飯的概念來計算。同時一定要搭配適量的蔬果，讓營養更均衡。另外，若是吃鹹的湯圓，也應儘量避免使用油蔥酥的烹調，以降低飽和性脂肪酸攝取。如果是吃甜湯圓的話，也請注意內餡是否糖量較高，湯頭也建議避開直接添加糖水，這樣可以減少糖分及多餘熱量的攝入，否則，口感足了，身材寬裕了，真的也就可以冬眠了……。

二十六、非洲豬瘟有那麼嚴重嗎？

非洲豬瘟是一種具高度傳染性的家豬和野豬出血性病毒性疾病，雖不會感染人，但會造成養豬產業和國家經濟嚴重的損失。造成非洲豬瘟的病毒來自於肯亞，之後一路擴散，先到喬治亞之後轉入俄羅斯，再至中國。目前，我們仍積極防堵中，務必讓它就僅止於臺灣之外。

再次強調，非洲豬瘟不會傳染人類，一般民眾不必因此對「豬」恐慌！

既然如此，很多人就不明白非洲豬瘟到底是在嚴重什麼？老實說，就像是流感之於人是一樣的道理，對豬來說，豬瘟就像豬得了流感一樣，但人類的流感有疫苗，但非洲豬瘟歷經百年目前仍無有效疫苗。

非洲豬瘟和一般豬瘟雖然一樣都是病毒引起的，但造成一般豬瘟的病毒，只要是處於溫度較高的環境就會被殺死；但非洲豬瘟是ＤＮＡ病毒，名為 African Swine Fever Virus（ASFV），生存力極強，過酸過鹼都無所謂，可存活於酸鹼值四到十三之間。溫度的變化對它來說也影響不大，室溫下，在糞便中可存活十一天。常溫的豬舍、豬欄至少可存活一個月，在部分豬肉產品中最長可存活超過一百四十天以上。

若以冷凍或冷藏來說，分別可以存活一千天和一百天。以目前的數據顯示，非洲豬瘟造成豬隻死亡的機率是百分之一百，以接觸傳染為主，可經由廚餘、昆蟲、動物分泌物或排泄物、車輛及人員夾帶等途徑傳播。

因為非洲豬瘟還沒有疫苗可以防治，也沒有藥物可以醫治，若真的進口這些受感染的豬隻到臺灣，造成的經濟損失恐難以估計。以一九九七年的口蹄疫事件來說，整體產業損失估計大約二千億，而臺灣也花了二十四年的時間才終於在二〇二〇年從口蹄疫疫區名單被除名。

讓臺灣豬隻受到感染威脅的途徑最怕的就是走私，為了不要讓臺灣淪為疫區，除了邊境海關強力取締非法肉品進口之外，一般民眾也不應為一己之私或口腹之慾私自攜帶、網購或寄送國外肉品回國。在國外若曾接觸過疫區豬舍或當地豬肉市場者，回國時也應在機場的動植物檢疫櫃檯進行消毒，並自行隔離及避免到豬舍。在海關被抓到攜入非法肉品，第一次就罰二十萬，若是第二次則罰一百萬，第三次繼續再罰一百萬，以此類推，網購疫區肉品被發現也可處一百萬罰金，或處七年以下有期徒刑。

其實，這些刑罰都還不夠重，一百萬罰金對大企業來說不算什麼，而且目前的規定還沒有在進口的質跟量上做出區別；若真要杜絕，威廉覺得要真正求處重刑，著眼限制大量的進口，並依照其進口的數量或重量，以代數倍率增加課以罰金和刑期，讓不肖業者不敢犯險。

最後提醒大家，手邊若真有疑似受感染的肉品，可搜尋附近的檢疫單位協助銷毀，千萬不要隨意丟棄，更絕對不要丟到廚餘去，這樣才能避免臺灣豬隻吃到受感染的回收豬肉。

二十七、降血脂的藥不宜跟紅麴併用

若不是看到一些科學報導，威廉原先並不知道現在市面上很夯的紅麴，竟然不能跟降膽固醇的藥一起吃！

紅麴，是透過紅麴菌（Monascus）生長在已經煮好的飯上，再經過發酵而生產出來的。本草綱目就已經記載了食用紅麴對人體健康有益，適合釀酒、入藥或食用。近代科學研究則發現，紅麴在發酵過程中會產生好幾種俗稱二次代謝物的產物，包括色素、Monacolins、Monascidin、GABA 及 Flavonoids 等成分，它們分別具有降血脂、抗菌、降壓及抗氧化等功能，其中又以具有降血脂功效的 Monacolins 最受到注目，而且產生的紅麴菌素（Monacolin K）與西藥史塔丁類（statin）藥物結構類似。

史塔丁類 Statin 藥物是 HMG-CoA 還原酶的抑制劑，專門用於降血脂、降膽固醇的藥品，已行之有年，它的衍生藥物還有 Atorvastatin、Cerivastatin、

Fluvastatin、Pravastatin 及 Posuvastatin，其中也有類似的藥品，例如 Fibrates 類 (fenofibrate 及 gemfibrozil) 的降血脂藥品，除了 Cerivastatin 會引發肌肉損傷的不良反應外，其餘的產品在全球銷售都相當火紅。所以請注意，一位沒有什麼特殊併發症的三高患者，一般來說都會服用 Statin 類處方藥物的。

但因紅麴菌素的結構與史塔丁類的結構相似，食用紅麴產品的同時又吃史塔丁類藥物，反而會造成「加成性」的藥物毒性反應，有一加一大於二的負面效應。因此，威廉建議紅麴不宜和降血脂藥同時食用，以免增加肌肉痠痛與無力等副作用發生的風險。

衛生署認證含紅麴之安全健康食品有「衛部健食規字第 000000 號」的標示，依「紅麴健康食品規格標準」規範紅麴產品規格，其有效成分紅麴菌素每日攝取上限為十五微克（μg），使用時應依照產品標示之含量適量服用，多食真的未必有益唷！

威廉再次提醒大家，如果正在使用降血脂、降膽固醇藥品的人應在食用紅麴產品前先確定一下是否適合食用；若是已經在服用紅麴產品的病人，於就醫時，也應該告訴醫師正在使用紅麴產品，幫助醫師評估適當之用藥方式。

二十八、深綠色蔬菜的飲食限制

深綠色蔬菜其實並不是大家以為的，可以吃愈多愈好喔！在和大家談深綠色蔬菜的飲食法則之前，照例再提醒大家一次，無論大家吃什麼，「劑量」都是最重要的關鍵。腎功能正常的人若食用「適量」的深綠色蔬菜，基本上是不會造成腎臟問題的。但是，因為深綠色蔬菜含有豐富的鉀離子，對於腎功能不全的人、慢性腎臟病或是洗腎的患者來說，就會有一些離子代謝的問題，由於體內的鉀離子無法有效排出體外，因此需要透過限制飲食中的鉀離子攝取量來減少進到體內的劑量，以降低腎臟的負擔，避免高血鉀造成的其他併發症。

慢性腎臟病患在飲食上需要相當的節制，因為腎臟代謝的效能不彰，不只本身就是毒物的那些化合物無法被過濾掉，有很多養分也無法透過腎絲球回收再利用，反而導致體內會過度累積本來就該被移除掉的髒東西。吃的部分更要注意蛋白質、磷和鉀的攝取總量，對於那些高鈣、高鎂、高鉀的綠色蔬菜也須謹慎勿過量。尤其，更不能過量攝取富含草酸鹽的食物，以預防腎結石。雖然草酸鹽本來就是天然存在於許多綠色蔬菜中的基本款，但威廉這邊還是列一下草酸鹽含量較高的深綠色蔬菜，諸如菠菜、羽衣甘藍、甜菜、秋葵等，腎功能不全的人需多注意唷！

雖然過量攝食深綠色蔬菜有可能會導致腎結石發生，但是平日飲水量不夠比較可能會是發生的另一個主因，因此有腎結石的患者，除了飲食多注意之外，更應注意水分攝取，避免結石問題產生。若有腎臟相關疾病時，應適時就醫並遵醫囑治療，勿聽信偏方而延誤就醫時機。

二十九、熬大骨湯當心重金屬

喝排骨湯加點醋，可促使骨頭中的鈣質釋出，有利人體吸收。但要提醒，很多人只知道把大骨拍碎再熬湯，可釋出更多鈣質，但其實也可能一併拍出存積在骨頭裡的重金屬，且補進來的鈣量也有限，二十五碗大骨湯才等於一杯牛奶的鈣質。

骨頭的鉛會以「磷酸鉛」的形式存在，不容易溶出。鉛含量不影響溶出率，鉛含量很多的骨頭跟鉛含量少的骨頭，最後在湯裡的溶出率是一樣的。有篇論文裡提供了比較清楚的數據：每公斤的大骨湯，加醋熬煮之後有〇·〇〇二毫克的鉛含量。

根據美國環境保護署（ＥＰＡ）的資料，鉛的每日容許攝取量（Tolerable Daily Intake；ＴＤＩ）為 0.0036 mg/kg/day，每人每日攝入低於此量，則終生無受毒害之虞，換算下來六十公斤重成人每日鉛可容許攝取量為 0.216 mg。

如果以每公斤大骨湯含鉛量〇·〇〇二毫克來算，每天至少要喝到一八〇公斤的大骨湯，才會達到這個數字，換算成每碗相當於要喝五四〇碗湯。一般成年人每天攝取大骨湯的量遠低於這個數字，因此不用過度擔心喝到大骨湯裡的鉛會對健康有立即的危害風險。

從毒理研究者的角度來說，針對食品是否安全無疑提出風險評估建議，透過科學實驗反覆驗證找出攝取的安全值，特別是一定要計算出「劑量」來。不過，什麼是最能讓自己安心的攝食量，還是要看個人的選擇。如果覺得大骨湯會溶出鉛就等於不安全，還是可以選擇改用肉品其他部位熬湯，甚至改用蔬菜湯底。

有一段時間曾流行將湯底的骨頭拿起來吸食，因此也有人會問「吸食大骨湯的骨髓，會不會吃到鉛？」答案是「會」。但是一整天耐受量算下來，每天要吃超過七五〇公克的骨髓才會吃到過量的鉛，因此吸食骨髓偶爾為之可以，但如果把骨髓當手搖杯每天喝、大量喝，過度攝取難免就會增加對健康的風險。

依照國人每日營養飲食建議攝取量，十九歲以上國人每天要攝取一千毫克鈣質，預防骨質流失，從飲食中補鈣是最好的方法。牛奶是最方便的補鈣來源，一杯二四〇毫升的牛奶，約有二五〇毫克的鈣，等於是「喝多少補多少」，但也不宜把牛奶當開水喝。建議一天喝一至二杯牛奶、保久乳或豆腐（植物性），另也可從其他食物中補充鈣質，例如魩仔魚、小魚乾、黑芝麻、加工豆製品等，也可獲得每日所需的鈣質。另外，起司片雖然含有豐富鈣質，但隨著每批製造來源不同，鈣與熱量也不同，因此也不建議當成固定補鈣的主要來源。

三十、正確食用優格的好處

優格是日常膳食攝入乳製品的重要產品類型，每天只需一小杯，不僅可增加飽足感，是解饞最好的甜點，還有很多好處，例如補充蛋白質和鈣質、提高免疫力、促進腸道蠕動、預防骨質疏鬆、降低高血壓風險、防便祕等。

吃優格對健康為什麼有幫助呢？

益生菌就是關鍵，消化道需要一定比例的「好菌」存在，而大部分的優格含有大量的嗜熱鏈球菌和保加利亞乳桿菌等益生菌活體成分，對人類健康有很大的幫助。這種細菌可以住在你的消化道裡，並有助於消除有害微生物，避免腸道或消化道受損。

說起來，腸胃道很容易累積髒東西，這些益生菌能幫助我們將這些髒東西排出體外，進而減少腸胃道裡的致癌物質。根據美國華盛頓大學研究團隊發表在《Gut》期刊的成果顯示，每天吃優格和不吃優格者相比，可降低二十六％罹患大腸癌的風險。此外，吃優格不僅可以改善腸道環境，還有調節免疫力的效果。

另外，優格的原料來源是牛奶，所以吃優格當然也可以攝取動物性蛋白質、鈣和維生素B群等營養素。但優格與牛奶相比，優格反而更易於消化和吸收，這是因為鮮奶在發酵的過程中，乳糖會被乳酸菌分解為乳酸，原料乳中蛋白質和脂肪被不同程度水解，轉化成有益人體健康的多肽、胺基酸等，不僅易消化吸收，對乳糖不耐症的人來說，也就不會有喝完後腹痛水瀉的狀況發生了。

但值得注意的是，未添加任何食品添加物的優格其實口味酸澀，不太好吃，所以一般生產商為了調節優格的口感，往往會在優格中加入大量的糖，再加上優格本身的脂肪和熱量，使得大部分優格製品並非「減肥食品」，不宜過量食用唷！一般坊間的優格也不適合糖尿病患者食用，否則會陷入糖分攝入過多的風險。

正確「適量」食用優格是有以下好處的：(1)增加免疫力，(2)促進養分吸收，(3)增加基礎代謝的能力，(4)對控制體重有正面效果。但再次提醒大家，請注意「分量」的重要性！

三十一、瘦肉精爭議

要講到中毒，請說明吃瘦肉精的劑量！

網路上有很多資訊說吃了萊克多巴胺可能引發中毒癥狀，噁心、頭暈、肌肉顫抖、心悸、血壓上升、促進心血管疾病等。威廉必須誠實的說，對，這些中毒症狀都是真的，但是，再次強調毒理學的重點，請說明「劑量」！要吃到有中毒症狀，劑量是重要資訊。

萊克多巴胺要吃多少才會中毒？

依據二〇二〇年八月二十七日美國 FDA CFR §556.570 的規範，現行美國豬隻使用的萊克多巴胺每日安全攝食量（Acceptable Daily Intake, ADI）為每公斤一．二五微克，意思是六十公斤的成年人每日建議安全攝取量為七十五微克。這個數字只是一個風險評估出的「安全」標準，必須再結合實際上「美國」目前所訂的豬肉最大殘留容許量——（Maximum Residue Limit, MRL）30 ppb，這代表每公斤的豬肉不得檢出超過三十微克的萊克多巴胺，這要比 Codex 食品標準委員會訂的 10 ppb 高三倍。

所以我們以「美國」的標準來計算，六十公斤的成年人要吃含有萊克多巴胺的豬肉，一天內超過二·五公斤，才會超過法定容許量。以一份豬排一〇〇克來計算，三餐加宵夜共要吃二十五片豬排才會破表，一般正常飲食是很不容易超標的。

但萬一超標了，怎麼辦？早在一九九四年的毒理測試報告就已經顯示了，最高的安全劑量（NOAEL）是現行ADI的一百倍，每公斤成年人一二五微克，這表示六十公斤的成年人要吃超過七·五「毫克」的萊克多巴胺才會真正達到有副作用的症狀，換算一下這差不多是二五〇公斤的豬肉。

至於很多人擔心的豬內臟，根據美

食用的劑量很重要！

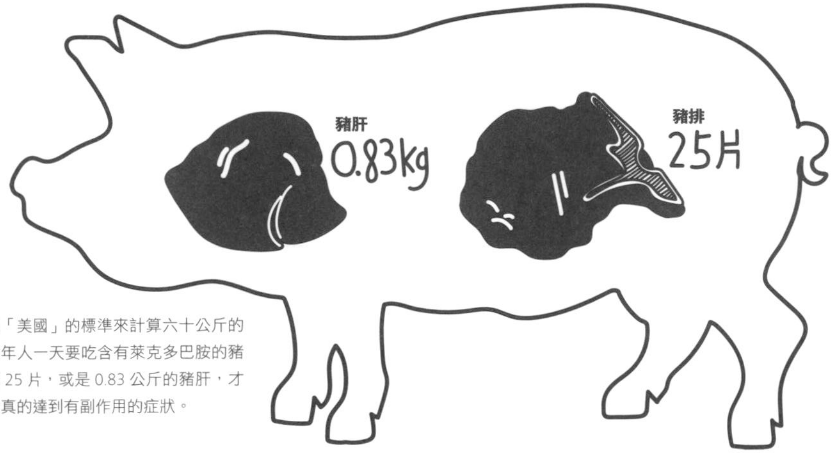

以「美國」的標準來計算六十公斤的成年人一天要吃含有萊克多巴胺的豬排 25 片，或是 0.83 公斤的豬肝，才會真的達到有副作用的症狀。

國ＦＤＡ的數據，肝臟的ＭＲＬ是90 ppb，意思是六十公斤的成年人一天要吃含有萊克多巴胺的豬肝至少〇．八三公斤，才會超過法定容許量。看起來豬肝量好像有點容易超過，因此食用內臟更要留意分量。

瘦肉精會殘留體內嗎？幾年前美國曾經進行了一項研究針對人類對萊克多巴胺的藥理反應，當時給予受試者單次口服超高劑量四十毫克的萊克多巴胺鹽酸化合物，在幾分鐘之內萊克多巴胺完全被吸收進入血液循環。它在血漿中的半衰期約為四小時，但在二十四小時後，血液中就沒有檢測到任何的殘留，意思就是二十四小時內瘦肉精就會被代謝掉了。

不過，就如前面說過的，什麼是最能讓自己安心的攝食量，還是要看個人的選擇。對於有隱憂無法安心的食物，可以選擇不食用。但不小心吃到時，藉由了解詳細的資訊，也可以避免造成恐慌。

三十二、人體自身的排毒機轉

要維持健康，除了需要醣類、蛋白質與脂質等巨量營養素提供熱量與營養之外，還需要各種微量營養素的協助才行，被認為具有養顏美白、保肝防癌作用的「穀胱甘肽ＧＳＨ」，是近年來頗受關注的營養素之一。

ＧＳＨ，中文又稱麩胱甘肽，是由三種氨基酸——麩胺酸、半胱胺酸及甘胺酸所組成的小分子蛋白質，為人體抗氧化酵素（穀胱甘肽過氧化酵素，Glutathione Peroxidase，簡稱 GPx）的重要成分，具有抗氧化的作用，可幫助人體細胞對抗自由基，降低疾病的產生。ＧＳＨ本身可在人體細胞中自行合成，一般在我們的肝臟跟腎臟中擁有比較高的濃度，它除了抗氧化之外，還可以協助我們的細胞與組織排除毒素，所以是人體重要的解毒劑。此外，ＧＳＨ也是體內新陳代謝重要的營養成分之一，是讓人體各種生理代謝功能可以穩定與順暢作用的重要元素。

不過，人體內的GSH會隨著老化、壓力、不健康的飲食、不良的生活習慣、肥胖、吸菸等而減少。研究指出，若體內GSH量不足，心血管疾病、肝臟病變、退化性神經疾病、老化等疾病風險就會大增。因此，從食物中補充GSH就變成現代人飲食所須注重的一環。

GSH的功能

在我們身體裡面其實還有很多的抗氧化劑存在，但在這些屬於酵素的抗氧化劑中，量最豐富、效率最好，也最重要的就是GSH。它不僅可以對抗體內產生的自由基，也可以去除外來的自由基，幫助細胞維持在一個健康的生活狀態。有很多的研究文獻都已經提到，外來物質進入人體後會產生自由基，大肆破壞我們的組織跟細胞，若我們人體沒有GSH去對抗，就會影響健康。此外，更有文獻說到：如果想要保持青春與長壽，就必須提高體內的GSH含量。也就是說，我們體內細胞中如果含有高量的GSH，就很有可能比較健康長壽，但如果含量明顯偏低，就很有可能生病或是減少壽命。

GSH的重要性

既然GSH跟我們的生命息息相關，那我們就得好好地探討一下GSH對我們的身體究竟有多重要？

根據研究指出，補充我們人體內的GSH含量，最起碼可以具有下列八種效用：

(1) **減緩老化**：包括延後帕金森氏症、阿茲海默症發作的年齡；另外，也會延遲白內障與黃斑病變的發生時間。

(2) **改善消化系統不適**：GSH可改善發炎性腸道疾病、輕度肝炎，以及食品不耐受性、消化不良，同時改善營養不良的現象。

(3) **預防心血管疾病**：可以防止心臟病、中風、血管硬化和再發性血管硬化，甚至可以預防血液灌流後引起傷害。

(4) **增強免疫力**：包括協助人體對抗病毒，防止細菌感染，甚至預防一些自體免疫功能失常的疾病，降低罹患慢性疲勞症候群的機率，以及預防免疫力受到破壞所引起的疾病。

(5) **減少癌症發生的風險**：GSH在體內的含量若高，可以明顯抑制腫瘤細胞的異常生長與擴散，並從而防治癌症的發生，也可以當作是一個預防癌症的手段。GSH本身可以透過自身的氧化還原能力消除致癌物及多數可能引起基因突變的化學物質，並延緩DNA受到過度氧化的時間，減輕化學治療和放射線治療所引發的副作用。

(6) **改善新陳代謝**：一般來說，多數代謝上的問題都可以透過GSH來改善並增強，因為GSH可以用來作抗氧化劑，而且，維生素C和E都是透過GSH來發揮作用，才能降低身體的壓力，減少體內膽固醇和低密度脂蛋白受氧化的程度。

(7) **防止肺部疾病的發生**：GSH可以預防及改善腹部組織或細胞纖維狀

態病變所發生的疾病，並降低氣喘和慢性支氣管炎發病的機率。

(8)在毒物學上的應用：ＧＳＨ在解毒方面的效果是非常受到肯定的，包括因為止痛藥使用過量，或吸入大量的香菸、廢氣、懸浮微粒在內的有毒物質，或接觸過量重金屬、殺蟲劑等汙染物，都能予以還解去除。在人體中負責解毒的肝臟和腎臟中，就含有非常高量的ＧＳＨ，專門用來排除藥物代謝過後產生的毒化物。

GSH的解毒作用

講到解毒，就一定要知道一個概念：自由基與氧化壓力是傷害健康的元凶！我們可以從各處傳播媒體上，看到許多描述引發疾病、造成老化的專有名詞，例如氧化還原作用、抗氧化劑、自由基等等，但這些名詞代表著什麼意義呢？

我們的身體每一個組織與細胞都有自己建構的抗氧化防禦網，默默地負責對抗癌症、環境汙染和身體老化的工作，其中之一就是在對抗具有高度危險性和破壞性的氧化還原物質，俗稱「自由基」。自由基其實聽起來非常抽象，看也看不到，吃起來也沒啥感覺，但用一個比喻大家就比較容易理解，亦即跟汽車燃燒完燃料後會排放 $PM_{2.5}$ 是一樣的概念，當我們體內的細胞在攝取完食物和氧氣之後，也同樣會產生廢棄物，而這些廢棄物就是自由基。

自由基最喜歡做的一件事，就是「氧化作用」。我們如果用自然界常見的變化來解釋氧化作用，就很容易了解，例如金屬生鏽、蘋果腐爛、沙拉油會酸壞，再加上一個跟大家息息相關的，就是人類的老化。但對於人類來說，自由基並不是只局限在造成老化而已，它還可以破壞細胞膜，造成細胞死亡；破壞基因結構，造成細胞突變，引發癌症的發生。當然，氧化作用也會分解脂肪，包括好的脂肪、壞的脂肪和膽固醇等，嚴重的話會傷害血管，導致動脈硬化、心臟病和中風。

當然，不只是前面說到的這些疾病，還有很多疾病也都是由於體內氧化壓力不平衡所致，其根源很可能是免疫系統受到自由基的傷害。這些情況會在我們鍛鍊身體或做有氧運動等需要大量氧氣的運動時產生，也會在我們疲勞、生病、發炎，受到毒素汙染和放射線照射時出現。我們前面不斷地強調GSH是體內最重要的抗氧化劑，若能讓它在我們體內維持高含量，就可以將上述氧化還原過程中的自由基解除其毒性，減少對我們造成的傷害，也可以預防疾病發生，治療疾病，甚至幫助復原。此外，GSH是小分子蛋白質，它可以被免疫細胞快速吸收增強解毒能力，提升復原中病患的免疫功能，使其免疫系統隨時再戰。所以，GSH不僅是具有解毒的功效，它也同時具備預防和治療的能力。

我們體內最主要負責解毒與排毒的器官是肝臟和腎臟，若以腦部的GSH含量為一當做標準，心臟的GSH是腦部的一．六倍，肺臟是一．九倍，而腎臟含有腦部的二．七倍，肝臟中更高達四．九倍，可見解毒能力的強大與否和實際上GSH的含量成正相關。

從飲食下手

有鑑於現今的生活環境，再加上現代人飲食愈吃愈精緻，多吃進來的複型劑或是人工合成的化合物變多了，營養攝取卻愈來愈少，所謂的天然抗「毒物」的主要成分穀胱甘肽攝取相對就更少了。

調味品、食品添加物、速食產品充斥在我們的生活中，大大排擠了現代人攝取食物裡對人體正面的元素。依毒理學家的生活飲食，準備最多的食材，就是一大堆新鮮蔬果，若要烹調，少一點油、少一點鹽、少一點火、少一點繁複的料理手續，最好是以自然真實的食材為主，才能愈吃愈健康，增加身體的抗氧化能力，降低外在毒物入侵的機會。自身的抵抗力增加了，對抗內在毒物的能力也會隨之增加，健康才會跟著來。

根據實驗數據顯示，幾年前GSH就已經被指出是人體中對抗氧化壓力至關重要的蛋白質！可以延緩老化、增強免疫力、預防心血管疾病、改善消化機能、強化新陳代謝、預防癌症、排毒等，提升抗氧化能力，比單吃維生素C或喝綠茶還更有效，若要相比，它更是我們與身俱來的元素。但我們要如何補充呢？食材該怎麼選擇呢？

根據國民健康署二〇一八年公布的「每日飲食指南」建議，每日食用三至五碟蔬菜、二至四份水果及適量肉類，就可攝取到豐富的GSH。所以，要活得更健康，優先選擇正確的食材是關鍵。

不過，「分量」一樣是要控制的，GSH飲食也有限制存在的，根據食藥署的規範，GSH每天不得超過二五〇毫克。

因國人外食人口眾多，如果考量到飲食選擇受限或飲食較不均衡，有些人需額外再補充GSH的保健食品，但別忘了務必注意攝取的來源及方式，對此，衛生福利部就針對保健食品使用GSH做為原料的產品發出公告，明文規定，要求產品使用的GSH原料，必須是由圓酵母菌（Torula yeast）發酵製成，且包裝應以中文顯著標示「對穀胱甘肽過敏者、孕婦、哺乳婦女及嬰幼兒應避免食用」等字樣，並標示「建議民眾每日食用的穀胱甘肽限量為二五〇毫克以下」。

至於二五〇毫克是多少呢？以每一〇〇克的食物中所含有的GSH含量來計

算，至少需一次吃八八三克的蘆筍，或二七四七克的花椰菜，亦或是三四二五克的柳丁，要從健康的食材中獲取超標的ＧＳＨ實屬不易，所以大家並不需要過於擔心。

除此之外，民眾購買ＧＳＨ相關之保健食品時，也請留意是否有完整標示、製造商或進口商資料、製造與保存期限及相關食品安全認證。

輔助搭配食材

ＧＳＨ廣泛存在於各種食物當中，其中以新鮮未加工蔬果及肉類含量較多。在蔬果類中，《Nutrition and Cancer》（營養與癌症期刊）曾經刊載一篇美國研究，內容指出蘆筍、鱷梨（酪梨）、菠菜及秋葵都含有豐富的ＧＳＨ，其中蘆筍中所含之ＧＳＨ明顯多於其他蔬果。

平時要補充蛋白質，我們一定就是多吃含有蛋白質的食物，一般多會選擇新鮮肉類、魚類、牛奶、雞蛋等含蛋白質量較多的食物。但是有一點相當重要，無

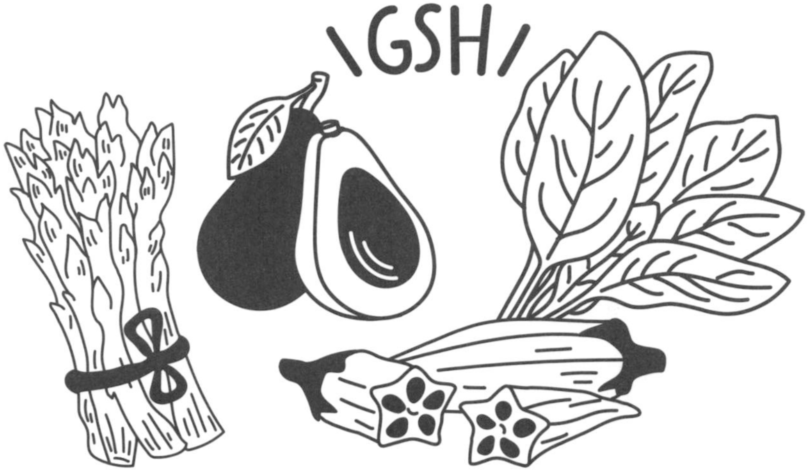

論是蔬菜水果還是上述提到的動物性蛋白質食物來源，GSH都會隨著高溫烹調及存放時間較長而流失，因此建議大家在補充新鮮蔬菜水果時，還是要以生食為主要攝取模式，動物性蛋白質食物則儘量避免高溫烹調或油炸，若能生食，當然可以攝取到最多的GSH，但仍須符合實際烹煮的情況而定。值得一提的是，GSH在人體內是可以被合成的，所以除了可以直接補充GSH之外，慎選富含以下四大類營養素的食物，也可以間接幫助身體補充GSH，讓健康更加分。

(1) 含硫化物的食物：由於GSH

成分中含有硫分子，因此選擇含硫化物豐富的食物，例如十字花科蔬菜、蘆筍、洋蔥、蒜及肉類等，可作為體內GSH合成的原料。

(2) 富含維生素B_6及B_{12}的食物：維生素B_6及B_{12}作為GSH的輔助營養元素，適量攝取鮭魚、秋刀魚等紅色肉質的魚類、紅肉、乳製品及蛋類也可幫助GSH合成。

(3) 含有礦物質硒（Se）的食物：硒是協助GSH抗氧化的重要營養元素，也可以幫助體內細胞合成維生素C，而蛋白質食材，包含海鮮類、肉類、內臟類等均含高量的硒。

(4) 富含維生素C及維生素E的食物：維生素C和E皆是協助GSH抗氧化的重要來源。攝取足夠的維生素C及E，有助於提升體內抗氧化能力，尤其是新鮮水果，諸如柑橘類水果、奇異果、深綠色蔬菜、酪梨及堅果種子等，皆是十分良好的食材來源。

再一次強調，蔬果類和蛋白質食物透過烹煮一定會造成GSH流失，而且不同的烹煮方式，會造成ＧＳＨ流失的程度不一，能避免高溫烹調或油炸就避免。比較理想的狀況就像在國外常常看到外國人中午人手一盆沙拉再配上幾片水煮雞胸肉或煙燻鮭魚，建議青菜水果還是以生食，而且是食物原型為主，務必把握「不加熱過久」的原則，這樣一來才能攝取到較多的ＧＳＨ。

三十三、靈芝的養生功效

講到解毒，我想很多人常想到「靈芝」，食藥署也正式公布了靈芝具有護肝、提升免疫力等功效，成分不外乎是含有多醣類、三萜類等物質。但，我們所使用的靈芝卻不是一般大家認識的赤芝（Ganoderma lucidum），而是松杉靈芝（Ganoderma

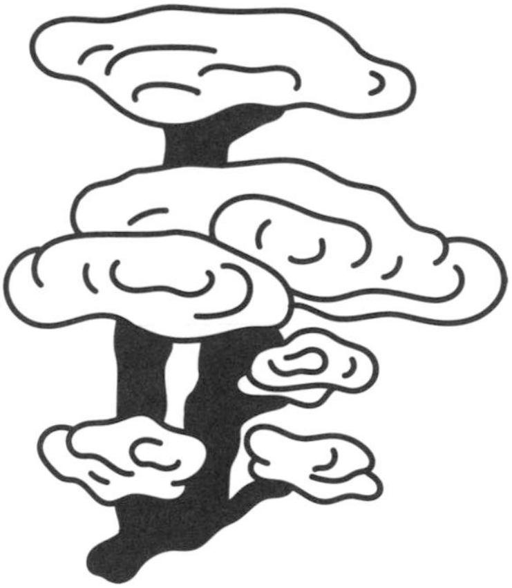

tsugae）。近年來的文獻指出，松杉靈芝亦具有多種藥效，且其清除自由基的效能極佳，可以當作抗氧化劑來使用。此外，松杉靈芝很早就被發現具有抗癌功能，難怪李時珍在「本草綱目」會記載，靈芝是「久食輕身不老，延年神仙」的上品藥材。

然而走進現實層面，靈芝到底要吃多少才是安全無毒的？從藥物毒理學來看，「世界上任何一種物質都是有毒的，相反地，任何一種物質都是無毒的」。怎麼說呢？一切有毒跟無毒都是取決於我們攝入的劑量，所以食藥署的規範才會有零檢出跟無檢出的差別。舉個例子，若我們吃的劑量夠低的話，就算是黃麴毒素也不會對人體造成危害；但是若吃的劑量過高，即使喝白開水也是會中毒的。

從菌種分類、鑑定和栽培起家的許瑞祥教授，是我在臺大農化系的指導老師之一，他研究靈芝超過三十年，看著靈芝「以不變應萬變」地陪伴人類經歷多少健康威脅，而今再遇到社會上的總總食安、空汙、毒物的議題，自是有一份期望。

回顧威廉自二〇一二年返臺時，$PM_{2.5}$空汙議題在當時的臺灣還未受到關注，那時接連爆發毒澱粉（順丁烯二酸酐）、毒醬油（化工醬酒）、胖達人（假天然發酵麵包）事件，舉國上下為各種以假亂真的食安問題忙得不可開交。直到二〇一五年二月底，中國前央視主播柴靜自費拍攝的紀錄片《穹頂之下》在網路發酵，再加上媒體對於臺灣哪個地方「又紫爆了」的新聞播得愈益勤快，$PM_{2.5}$ 才逐漸成為臺灣社會關注的焦點。

而靈芝不僅可以抗空汙，其可對抗的疾病多的連二十隻手指都數不清，護肝和免疫調節只是它眾多功能之一，但卻是最核心的功能。

靈芝的養生功效可以分成以下幾種：

(1) 抗腫瘤作用

靈芝可顯著提高免疫功能，增強患者自身的防癌、抗癌能力。靈芝可以促進白細胞激素－2的內源性抗癌物質，刺激單核巨噬細胞的吞噬功能，增加人體的造血功能，並抑制腫瘤細胞生長，成為抗腫瘤、防癌以及癌症輔助治療的優選藥材。靈芝這種無毒性的免疫調節劑，恰恰是許多腫瘤化療藥物和其他免疫促進劑都不具備的。

⑵保肝解毒作用

有很多的實驗證明，靈芝對物理性、化學性及生物因素引起的肝損傷都有保護作用，而且無論在肝臟損害發生前還是發生後，服用靈芝都可保護肝臟，減輕肝損傷。再者，靈芝也能有促進肝臟對藥物、毒物的代謝和慢性肝炎、肝硬化、肝功能障礙的療效。

⑶對心血管系統的作用

動物實驗和臨床試驗均表明，靈芝可有效地擴張冠狀動脈，增加冠脈血流量，改善心肌微循環，增強心肌氧和能量的氧氣供給，因此對心肌缺血或缺氧具有保護作用，可廣泛用於心冠疾病、心絞痛等的治療和預防。對高血脂的病患來說，靈芝也可降低膽固醇、脂肪酸和三酸甘油脂在體內的含量，並能預防動脈粥樣硬化斑塊的形成。亦可改善局部微循環，阻止血小板聚集，這對於多種類型的中風有良好的防治作用。

⑷抗神經衰弱作用

有不少研究指出，靈芝用於神經衰弱症與失眠的治療上，有十分良好的作用。據記載，靈芝對神經衰弱失眠有顯著療效，總有效率可達九成。一般用藥後十至十五天即出現明顯療效，表現為睡眠改善，食慾、體重增加，心悸、頭痛、頭暈減輕或消失，精神振奮，記憶力增強。此外，靈芝的萃取物能刺激運動性神經元的抑制功能，使運動性降低，減少神經元過度活化的程度，具有鎮靜安神的功效，對於神經衰弱和失眠患者是必備良藥。

⑸抗衰老作用

靈芝可調節免疫功能。對於成年人和老年人而言，這種促進和調整可明顯延緩衰老。對於處於生長發育階段的少年兒童而言，則可增強其免疫功能，增加抗病能力，確保其健康成長。二來，可調節營養代謝平衡，促進核酸和蛋白質的合成與吸收。研究指出，靈芝能促使血清、肝臟和骨髓的蛋白質的生成，有新生成，因此就可以有效地對抗衰老。第三，對抗自由基所造成的氧化壓力。環境中和飲食中本來就有很多的有毒自由基，而生物體本身所產生的內原性防衛自由基抗氧化酶（如超氧化物歧化酶，SOD或是穀胱甘肽，GSH）若降低，會是人體衰老的一個主要原因。服用靈芝可顯著的增加SOD和GSH的活性，清除人體產生的自由基，從而阻止自由基對人體的損傷，防止了過度氧化，保護了細胞，便可延緩細胞衰老。

衣

CLOTHING

新買的衣服可以不洗直接穿嗎？ # 如何漂白衣物既不褪色也不傷皮膚 # 樟腦丸的迷思 # 保養品過期或發霉還能用嗎？

CHAPTER 2

一、新買的衣服可以不洗直接穿嗎？

幾年前一個有趣的調查，告訴我們新衣服拆封後，只有二十二·八％的人會全部洗一遍，六十一％的人表示會針對貼身衣物清洗，但有八·二％的人卻完全都不洗就直接穿。你是屬於哪一種呢？

以前的威廉很懶，對於新買衣物無論是外穿或是貼身的，都完全不清洗就直接穿，總是以為新衣服一定很乾淨，但其實不然，新衣服並不像我們想像中那樣乾淨，買來最好要洗過再穿，而且要按正確的方法清洗，尤其是貼身衣物。

威廉曾經有一次非常不好的經驗，那是某一個夏天，我穿著剛拆封的新衣服去參觀某一所在中國大陸的學校，因為天氣非常悶熱、空氣品質也不好，又很潮溼，當我走完校園半圈之後，我的新衣服已經完全呈現溼透的狀態，當我意識到這件事之後，已經來不及了，特別是汗腺較豐沛的區域，立馬紅腫開始發癢，而且還無法停止，有愈抓愈癢的趨勢，沒多久就出現紅斑。經過這次教訓，之後我的每一件新衣服都一定記得洗過才穿！

為什麼會發生紅、腫、癢呢？這是因為皮膚的免疫系統被啟動了，主要原因就是新衣服中的甲醛。為什麼新衣服上會有甲醛呢？衣服在印染的過程中，需要甲醛來固色和防皺。這其實是簡單的化學反應，甲醛是一種化學原料，已經反應的甲醛會與衣物纖維結合，固定在衣服材質上，而引發狀況的即是那些沒有被固定的甲醛，我們簡稱它們叫「游離」甲醛。

甲醛溶於水，通過清洗能把大部分有害物質清除掉，但若我們沒有洗就穿，這些游離的甲醛就會溶到我們的汗液中，間接被人體吸收後就會引發皮膚過敏、瘙癢、皮炎等症狀。提起甲醛，大部分的人知道甲醛殘留對人體有害，多數人會先聯想到的或許是室內裝潢的新家具、新粉刷的牆壁，但卻不清楚其實衣物內就有了。除了皮膚過敏、紅腫之外，白血病，流鼻血也都是甲醛超標、長期接觸甲醛可能引發的後果。事實上，甲醛除了引起急性眼症狀、咳、流淚等直接反應外，還會引發視力障礙和過敏。

很多人會擔心，常常穿不洗的新衣服會不會罹癌？闢謠一下，穿新衣服導致甲醛暴露的濃度和時間，無法跟高濃度、長期的職業暴露相比，穿沒洗過的新衣服會致癌是沒有科學依據的，且致癌機率也非常非常低。

所以我們該怎麼做？

除了在穿新衣之前一定要清洗之外，對於厚重的外套，如果清洗起來不是很方便，可以不過水就晾曬，衣服買來之後在通風的地方晾曬數日也可以達到祛除甲醛等有害物質的作用。在選擇衣物方面，最好選擇純棉、麻材質，減少印染等製作工藝，並儘量選擇純色、淺色、素色衣服，減少染色物質上身的機率。購買貼身衣物及嬰幼兒用品時，以少用染料、塗料的素色及印花圖案小的產品為優先，儘量不要買印花鮮豔、面料挺硬的產品。

購買嬰幼兒衣服，一定要特別注意游離甲醛含量 20 ppm 以下★，這樣比較安全。其次，在買衣服的時候聞一下，如果有刺激性味道可能是甲醛超標，或是有其他化學物！

總之，新衣服買來之後，請務必洗過或晾曬後再穿。

★ 根據《紡織品安全規範》，游離甲醛應符合 CNS 14940「紡織製品中游離甲醛之限量」之規定，即嬰幼兒用紡織品類為 20 ppm 以下、與皮膚直接接觸者為 75 ppm 以下、與皮膚非直接接觸及室內裝飾用等則為 300 ppm 以下。

二、外出衣物的處理

每天，儘管時間長短不一，但我們均免不了需要暴露在外面的髒空氣中，我們的臉頰、皮膚、毛細孔、頭髮、四肢、在外的衣著等，通通就像是一個磁鐵一樣，會把我們在戶外接觸到的髒空氣吸附在上面，在返家的同時，也一併帶到家裡汙染室內的環境。所以，為了減少外在毒物持續汙染居家環境，以下三步驟是我們一進家門立馬就要做的事，而且順序還不能錯唷！

第一步：開啟空氣清淨機

切記，空氣清淨機的擺放位置很重要，雖然網路上很多人說擺放位置依不同廠牌出風口的設計而定，但以威廉家為例，因房子比較大，我們至少就有七台來自不同廠牌的清淨機，各式各樣設計的機型都有，一般來說，只要抓住幾個擺放原則，你用哪一種設計的清淨機其實差異倒也不是太大，但前提是「必須要有效」。首先，清淨機一定要靠牆，而且清淨機排氣孔正上方不能有阻礙物，須直對天花板。清淨機的擺放位置最好臨近汙染源頭，譬如門口、窗戶或是廚房內。而且對應的坪數一定要足夠，不然清淨機就算一直不斷地過濾，但因效能不足，濾了半天都只是濾心酸的喔，而且還很浪費電。

空氣清淨機是否需要全天候二十四小時都開著呢？目前線上的清淨機均配備有自動化控制系統，室內空氣品質若淨化到一定程度之後就會自動轉低功耗的模式，耗電其實不多，所以是可以的。

第二步：換下外出衣物

身上穿的衣服與褲子擁有最大的表面積來包覆我們的身體，前前後後，從上到下全部都是，但整天暴露在骯髒的空氣下，可想而知身上的衣著一定黏附了為數不少的外在髒汙。所以，回家開啟清淨機之後，「站在空氣清淨機可過濾的範圍內」將衣物脫下，順便拍抖掉可能吸附在衣服上的灰塵和 $PM_{2.5}$。換掉的衣物切記不要隨手亂丟，除了丟進洗衣機之外，有些衣服其實可以穿個好幾次，所以要如何收納這些「穿過卻還不想洗的衣服」就變得至關重要了。這些衣物首要條件就是一定要集中管理，把它們放在專用的收納空間裡，而且這個空間最好是一個「看得到」的地方，如此一來，才可以不斷地提醒自己「記得」要在一定的時間內再去穿它，並確保這些非乾淨的衣物可以在較短的時間內拿去清洗。

第三步：洗頭、洗臉、洗四肢

用髒的手開空氣清淨機後，再換衣服，這時候就只剩下頭、臉跟四肢是曾經接觸過外面空氣的部分。若可以的話，臉跟四肢先清洗，這樣就可以把大部分的髒汙先去除掉，讓我們皮膚上的毛細孔不至於被堵塞，也就不會這麼容易生粉刺或長痘痘了。但在睡覺前我還是會建議大家去洗個頭，除非，你能接受裝滿髒汙的頭髮在枕頭上滾來滾去！

三、如何漂白衣物才能既不褪色也不傷皮膚

一般居家常用的漂白用品有兩種，一種是可用來清潔環境的「含氯」漂白水，它的成分是「次氯酸鈉」；另一種是洗衣專用的「含氧」漂白劑，成分是「過碳酸鈉」。使用漂白用品的原因不外乎有幾個，一是要透過過氧化的功能把髒汙去除，讓顏色維持它本身的原色；二是殺菌，漂白水能使微生物的外套膜蛋白質裂解變質，有效殺滅細菌、真菌（黴菌）及病毒，殺菌、抗病毒效果都甚佳。

先來解釋一下漂白水殺菌的原理，市面上太多的漂白水都標榜著殺菌能力達九十九．九%，又同時可以「殺死」病毒，但事實是：細菌可用抗生素破壞它的細胞壁，使它死亡，但病毒沒有細胞壁，只有脂肪類的外套膜，不會有像細菌那樣的死法，而且細菌它數目會不斷複製增加，病毒卻不會在體外不斷複製，所以若要有可以殺病毒的產品，它的主要機制是去「抑制」病毒不讓它去感染它的宿主細胞，把病毒局限住，降低其感染能力，才能有效「抑制」病毒傳播

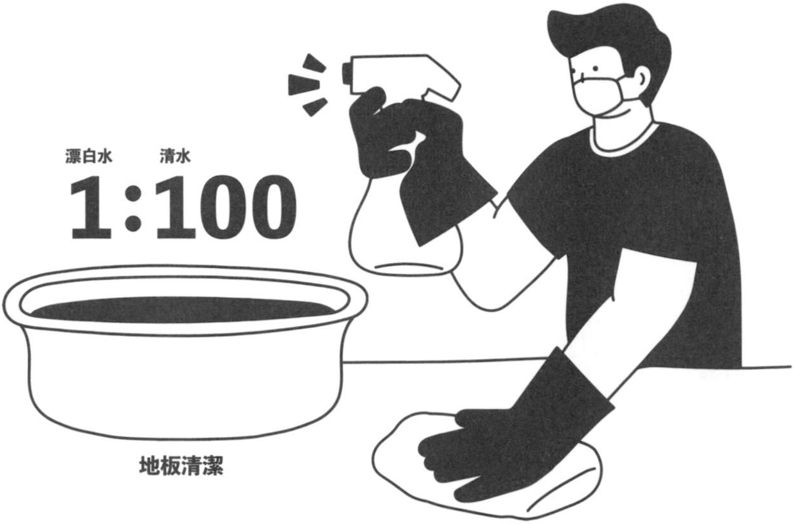

擴散。

漂白水雖然殺菌、抗病毒效果佳，但相對的，漂白水刺激性也較高！即使是稀釋後一樣可能刺激人體皮膚及黏膜，所以不建議作為手部清潔替代品，含氯的漂白水只能用於環境消毒、清潔。

清潔環境時，建議將市售含氯漂白水加入常溫清水，以五十至一百倍的濃度稀釋後使用，擦拭環境後停留十分鐘，再用一般清水擦乾淨即可，但漂白水稀釋前後都有一定的揮發和刺激性，大家在調配和使用時一定要配戴口罩和手套，防止對皮膚及呼吸道黏膜造成刺激；同時注意保持環境的通風，預防因吸入過多揮發氣體而造成頭暈、嘔吐不適感。此外，不要跟酸、氨、胺類成分混合，以免產生有害物質。

至於洗衣服專用的含氧漂白劑，該怎麼使用才不會讓衣服褪色又不傷肌膚呢？首先，先確認洗標，不適漂白的衣物要剔除。髒衣服（洗衣籃放置位置宜保持通風）入洗衣機前先用稀釋過的漂白水（漂白劑與清水比例請見使用說明）浸泡十分鐘到半小時，經過殺菌消毒這個過程後，再放入洗衣機清洗。建議內衣褲和一般穿在外面的衣物分開洗。含氧漂白水藥性不強烈，對衣料而言較為溫和，適合漂白淺藍色至白色之間的淡色衣物，花色衣物也適用。

四、樟腦丸的迷思

你知道嗎？本身患有蠶豆症的人不僅不可以吃蠶豆，也不能接觸到樟腦丸，否則都會誘發溶血反應！

樟腦丸有很多種名字，例如衛生球、臭丸，但看起來都一樣，就是一類用作殺蟲劑、除臭劑的白色球狀固體，主要用於防治衣物中的蟲害和防黴。樟腦丸的名字來自樟樹樹幹中含有的樟腦，但現在市面上的樟腦丸多非天然樟腦丸，大部分是化學合成物。由於過去的樟腦丸有很多都使用萘，因此這類樟腦丸又稱作萘丸，不過現在大部分被「對二氯苯」所取代。這兩種物質都有一種強烈的怪異甜氣味，也就是所謂的「樟腦丸味」，它聞起來是什麼感覺呢？其實威廉很不喜歡，是一種有清涼感的氣味，但不是像薄荷那樣的舒暢清涼感。樟腦丸固體在室溫接觸到空氣之後，都會昇華成為氣體，這種氣體對蛾子、其幼蟲及人有毒。

除了用來殺衣蛾之類的昆蟲之外，含萘的樟腦丸也可以用於驅趕蝙蝠，防止其進駐家中，是不是覺得不可思議？威廉很小的時候真的看過阿公拿樟腦丸趕飛進屋裡的蝙蝠。有些人也使用樟腦丸來防蛇、鼠，也因為這樣，若誤食的話，對於一些寵物和小孩確實會造成中毒反應，因此市售樟腦丸大部分標識都要求放在封閉容器中使用。

至於吃多少會造成中毒的現象呢？一般成人吃兩克的樟腦丸就會引發嚴重中

毒，如果吃超過四克，就很可能會致命，因為萘的致死劑量是在一至二克左右。另一方面，蠶豆症的患者也是必須要多加注意樟腦丸的族群。蠶豆症患者本身是有體內酵素G-6-PD缺乏症，因此他們不可以接觸萘製成的樟腦丸，否則會跟誤食到蠶豆一樣誘發溶血反應。IARC（International Agency for Research on Cancer，國際癌症研究機構）將萘列為2B類致癌物，意思就是「可能導致動物產生癌症」。IARC還指出，對萘的急性暴露（短時間／高劑量）會造成人類、大鼠、兔子、小鼠產生白內障；慢性暴露在其蒸汽中還可能造成視網膜出血，因此，歐盟自二〇〇八年起開始禁用萘丸。

另一種樟腦成分「對二氯苯」的毒性比萘低，成人大概要吃二十克以上才可能致命，其實稍稍注意是不太可能會誤食到這麼多的樟腦丸。但是，對二氯苯在動物中也是會造成致癌的，不過尚未在人類中發現大規模的證據，所以在使用上儘量不要長期皮膚接觸，亦或是把人關在有樟腦丸的衣櫥內，例如小朋友躲貓貓。萘和對二氯苯都會造成腸胃不適，對二氯苯則有神經毒性，曾有人娛樂性地吸入對二氯苯，結果造成類似酒醉的神經毒性症狀。

使用樟腦丸，要注意抓過樟腦丸的手必須洗過才能抓東西吃。樟腦丸極易揮發，它能與合成纖維中的高分子有機化合物發生化學反應，使衣料受損，或者降低纖維強度，把化纖織物溶化成一個個細小的孔洞，所以這類合成纖維的衣物就不能放在有樟腦丸或衛生球的空間。絲、毛類衣服較易被蟲蛀，存放這類服裝若需要放入樟腦丸，要注意不能與衣服直接接觸，最好用白紙或白布包好，放在衣箱的四角落，或吊放在衣櫃的上面。保管收藏淺色絲綢服裝應儘量少放或不放樟腦丸，否則衣服易泛黃。

如果想立即除掉衣服上的樟腦味，可把衣服裝入塑料袋內，同時裝入冰箱裡使用的除臭劑，紮緊袋口，這樣樟腦味很快就會消失。

五、保養品過期或發霉還能用嗎？

保養品過期是一個超級常見的問題，很多人特別是在週年慶的時候會來個一年份入手，所以手邊總是會有用不完的保養品。但既然購買了，我們就必須思考「保存期限」的問題，這和「有效期限」不大相同，但我相信大家既然都花錢買保養品了，如果是在合理的時間範圍內，沒有人會希望它們超過期限吧？

有效期限和保存期限不大相同的地方在於，有效期限指的是保養品有「功效」的時間，是講保養品的「善」。若在這個標示的時間範圍內使用，功效通常都是可以被保證的，但是過了標示的有效期限，不表示會發霉長細菌，而是指保養品內的某些成分失去活性了，例如其中的玻尿酸、氨基酸、胜肽、膠原蛋白被水解了，無效了，這時候再使用，效果可能就會大打折扣，就不建議大家再使用。

但若講到保存期限，這是另一件很重要的議題，牽涉到使用保養品的安全性，是以保養品的「惡」為出發點，不可不慎。保存期限通常指未拆封的保養品，因為還沒接觸到外在的空氣，所以就算欲使用的時間離生產出來的時間相差許久，但只要沒有超過期限，還是可以放心使用的，但多數人可能沒留意，保養品另外還有「開封後使用期限」這個時間規範。

保養品超過保存期限還能用嗎？

答案是：完全不建議。

保養品在製造前會先經過許多檢測，例如產品安定性的測試、針對微生物的挑戰性測試、溫度的虐待測試等等。例如微生物測試就會取出一些保養品，單獨對產品加入常見的細菌和黴菌，檢查產品的抗菌能力。另外像是乳液類的產品常會做溫度的虐待測試，來模擬產品在生活中可能遭遇的情境。經過一定的檢測後，業者就會標出一個保存期限。但這個保存期限有沒有法定的統一標準呢？目前是缺乏第三方或官方的驗證機制的。政府不會一間一間去確認每項產品到底有沒有完整通過相關的測試，也不會去檢查到底產品是不是真的能存放到標示的保存期限都沒有問題。

所以這真的很令人困惑，特別是很多產品在超過保存期限後，用肉眼看起來還是很乾淨，但有沒有可能會長細菌或黴菌呢？這真的不容易用肉眼看出來！

一般來說，保養品的有效期限是三十個月，如果我在出廠下線的第一天就打開使用，那我是否可以使用它三十個月呢？答案是不行的。因為產品打開之後，會有很多變數，例如接觸外界的空氣、晒到太陽，或手指皮膚的接觸、口腔的接觸等都有可能，而其中會汙染保養品的東西不外乎就是細菌、黴菌，亦或是導致產品過氧化等。

歐盟針對保存期限超過三十個月的產品，在開封後的保存能力，有另外一套準則叫做 PAO，即 Period After Opening（開封後保存期限）的簡稱。通常會在包裝罐底部或側面有一個看起來像是罐子被打開的符號，如果符號上寫著像是 6M 這樣的文字，就代表這產品開封之後可以安心使用六個月，如果寫 12M 那就表示可以用十二個月！但如果你是製造後第二十九個月才開封的呢？很不幸，開封後的使用時限就只剩一個月喔！

住

HOUSING

新居落成，空氣中瀰漫的甲醛 # 一人抽菸，全家抽菸 # 肺腺癌 # 空氣清淨機 # 塵蟎 # 熱水器切記不放屋內 # 粉塵症是什麼？ # 長期使用紅外線燈舒緩痠痛會晒黑嗎？ # 睡眠好了，免疫力就跟上了 # 蟑螂防治心得

CHAPTER 3

一、新居落成，空氣中瀰漫的甲醛

在我們居家生活的環境當中，甲醛是一個很常見的化合物，也是室內空氣汙染的來源之一。像是瓦斯和香菸燃燒時，也會釋放甲醛於空氣中；就連大自然中的部分植物、蔬果，也會產生天然的甲醛。每個人多多少少都會在空氣中以及某些食物、建材、家具中接觸到少量的甲醛。

甲醛的應用範圍很廣，例如經常用於居家隔熱、泡沫狀的尿素甲醛樹脂（UFFI），以及裝潢、家具使用的甲醛樹脂。樹脂經常被用在各種建築材料，例如膠合板、木製產品、地板、裝修和裝飾材料，其在施工過程中會釋放出甲醛氣體；即使施工完成後，這些樹脂也會慢慢釋放出多餘的甲醛。就算保持通風讓味道變淡，也要二到二十年才能完全揮發。

甲醛是有特殊刺激性氣味的無色氣體，具有很高的刺激性及腐蝕性，如果你聞到刺鼻的臭味，就表示劑量很高，很容易辨識。新家具、新裝潢一旦甲醛揮發的比例沒有控制好，不小心接觸到時，可能會造成眼睛莫名流淚、紅腫、過敏，甚至導致頭痛；如果進入呼吸系統，也會造成呼吸道功能受損，長期下來也有可能會造成女性生育能力降低甚至流產。每個人平均一天約有八〇至九〇％的時間待在室內，與其裝潢後才來想方設法去除甲醛，不如從根本開始，慎選低甲醛家具，別讓回家成了另一種傷害。

要如何避免室內空氣的甲醛汙染？預防勝於治療，一切從源頭把關，例如購買生活用品時，選用合格的產品。一般來說，知名廠商的產品，品質比較有保障，最好避免來路不明的產品、水貨和仿品，如此多半就能避免甲醛超標的危害。新屋裝潢時，提醒設計師及施工人員要購置安全合格的家具或油漆等。

家中若有甲醛汙染的疑慮時，該怎麼做呢？

(1) 覺得有刺鼻味，如果不確定甲醛的來源，可以透過甲醛檢測儀來揪出「凶手」。不只家具，其實就連壁紙、色彩繽紛的油漆，都會釋放出甲醛。

(2) 使用甲醛釋放劑。市面上有去除甲醛的塗料與藥劑，可和甲醛產生化學反應，甲醛的含量便可達到低於傷害標準的程度。

(3) 開窗通風、空氣清淨機，或是購置虎尾蘭、黃金葛、長春藤等植物盆栽，都可以降低甲醛。

即便身為毒物專家，在裝潢、選擇家具時，威廉也有過NG時候。因此建議大家不管如何購置、裝潢，「安全」最重要。不厭其煩檢查、確認安全標章，是保護自己及家人的重要手段。相較於選購傳統家具，消費者很難追溯上游原物料的來源與製程是否環保無毒，因此多比較口碑、選擇有保障的系統家具，是避免買到NG產品的簡單方式。

安全認證標章，甲醛含量<0.3mg/L最高標準

(1) 臺灣認證很安心

很多消費者談甲醛色變，若認為家具聞得到甲醛味，威廉提醒一定要確認業

者有沒有出具第三方公證單位提出的安全認證標章，像是SGS、全國公證檢驗等等。

(2)低甲醛不等於零甲醛

有的業者標榜零甲醛，但零甲醛並不是甲醛量真的等於零，而是指含量非常低。根據臺灣CNS與日本JIS的甲醛含量等級標準，甲醛含量最低的是F1(臺灣)或F☆☆☆☆(日本)，甲醛含量≦0.3mg/L，相較於歐盟的規範標準只到≦1.5mg/L而言，臺灣的甲醛標準，嚴謹規格遠比歐盟更高，消費者可以安心。

(3)環保家具，安全不「落漆」

安全、環保的家具、建材，也需要使用符合甲醛標準的油漆、染劑。一般染劑除了甲醛，還有苯酚類化合物，用來固定家具顏色，因此安全絕不「落漆」，家具所使用的漆也一定要符合安全標準！

二、一人抽菸，全家抽菸

你抽菸，你全家都抽菸！特別針對肺功能不佳的人絕對會是 $PM_{2.5}$★的高危險群，尤其是那些超過二十年菸齡的老菸槍們，如果經常暴露在過量的 $PM_{2.5}$ 中，就等於同時在吸雙份二手菸一樣，幾乎形同在自殺！

或許你不知道，當你在抽菸的時候，你方圓三公尺的空氣其實都是呈現紫爆的狀態，而你身上黏附的二手菸，也是另一個空氣汙染源。

肺功能不佳的定義是什麼？它絕對不只是老年人的事，雖然一般來說好發群是從四十五歲起至六十五歲起不等，而七十歲是一個肺功能不佳的高峰期，但因目前環境汙染和飲食問題層出不窮，致使肺臟的防禦力有逐年下滑的趨勢，再加上空氣品質劣化和個人生活習慣差異的緣故，發生肺功能不佳的民眾年齡層已降低至三十五歲左右甚至有更年輕化的趨勢。一般來說，肺功能不佳的人容易出現慢性咳嗽、呼吸困難、濃痰、運動易喘、喘鳴與胸悶等症狀。

★ 直徑小於或等於 2.5 微米的細懸浮微粒，例如室內的二手菸霧。懸浮微粒會隨呼吸進入體內，積聚在氣管或肺中，影響身體健康。

菸害的危害有多大呢？

我們以抽菸來說好了，根據統計，從二〇〇二年以來，菸害導致全球死亡人數增長近三倍，每年全球平均已有六百萬人死於菸害，平均每五．三秒即有一人死於菸害，使用菸品者平均壽命減少約十五年。若菸害未能加以控制，至二〇三〇年，每年將有八百萬人死於抽菸相關疾病。美國癌症協會表示，全球有八億男性和兩億女性有抽菸的習慣，其中約二〇％是抽菸超過二十年的老菸槍。若把這二〇％的老菸槍人口比例與全球 $PM_{2.5}$ 的分布來做重疊比對，我們可以發現一個顯著的事實，就是肺癌的發生率顯著增加。香菸致癌是大家早已熟知的事，一般來說長期抽菸致癌而死亡的機率仍一直維持在三〇％左右，但可想而知，菸草中含有超過九十三種已知的致癌物，若再加上 $PM_{2.5}$ 內所含有的致癌物，預估這加成作用將會使肺癌的發生率大大提升至五成。

此外，二手菸暴露問題對肺功能不佳的高危險族群所造成的影響也不容小覷，特別是家庭二手菸的暴露。根據國民健康署調查資料顯示，臺灣女性在室內二手菸暴露率二〇〇九年曾一度從二〇〇八年的二十六．三％降至十七．八％，但其後又上升到二〇一四年二十八．五％。長期在室內暴露二手菸的肺功能不佳患者，不僅會造成如過敏、氣喘、支氣管炎和肺氣腫的胸腔問題及心臟病，淋巴瘤、大腦與中樞神經系統病變、肝母細胞瘤等亦皆有可能會發生。

所以對於那些肺功能不佳的高危險族群而言，若自身不自知，又同時呼吸著高濃度的 $PM_{2.5}$，癌症、心臟病、中風及慢性肺部疾病等就會伴隨而來，而且發生率直線上升。

你抽菸，等於你全家都抽菸！二手菸常常是室內空氣汙染的主要來源，因此，大家應該都知道該怎麼做囉！

三、肺腺癌跟抽油煙機擺錯位置有關係？

除了那些我們熟知的大宗空氣汙染源之外，其實有很多 $PM_{2.5}$ 是來自於室內，你可能不在意，或者你可能根本就不知道。

真的有愈來愈多的案例顯示，不菸、不酒、勤運動的女性，卻罹患肺腺癌。很多人把它歸咎為：這就是基因惹的禍……說真的，聽起來真的很無奈，對吧？都已經說到基因這個神主牌去了，表明這件事好像真是無解似的！

因為尚未有定論，所以我們姑且不論到底是不是基因造成的，但要知道一件事，基因從你出生就在你身體裡了，要這個「致癌基因」開始搗亂，你一定得先給它一個作亂的理由，對威廉來說，$PM_{2.5}$ 就是那個亂源。

外在的汙染源的確夠多了，然而隱形殺手不是喊假的，在我們居家生活就有一些所謂的輕汙染源，像是二手菸、燒香、點蚊香、燒紙錢、炒菜的油煙等等，它們其實對人體造成的傷害也不亞於那些重汙染源，只是很容易因為我們習以為常，而忽略了它們也是汙染源的這個事實。

以在家裡炒菜來說，其實也是形同於短期暴露在高 $PM_{2.5}$ 濃度的環境下，許多人不知道，炒菜油煙排放即使只有五分鐘，所釋放出來的 $PM_{2.5}$ 也會瞬間增加，比一般沒有炒菜的空氣還高出二十倍之多。而且，這些油煙真的需要非常注意，簡單來說，大家可以看看自家廚房的抽油煙機，尤其是使用超過半年以上的抽油煙機，上面通常可以看到一些黃褐色斑點的油漬，這些油漬都是藉由油炸或是高溫炒菜、煎煮所飄放出來的小顆粒油汙，體積大小有些跟 $PM_{2.5}$ 差不多，甚至可能更小。

這種油漬 $PM_{2.5}$ 的組成與火力發電廠、汽機車排放是完完全全不同的，因為它含有高量的液態油粒，具有高度的黏附力，一旦黏在抽油煙機的風扇上面，要擦掉非常不容易，所以若被主婦們吸入，除了快速擴散並累積在肺部深處外，也很容易就黏在那出不來了。

想想看，已經很難移除了，若這些油煙裡面又含有致癌物的話，你說它能不刺激致癌基因去作亂嗎？

所以，很多女性一輩子不抽菸，甚至很少逗留在馬路邊吸廢氣，也沒有不良生活習慣，但為什麼會得肺癌呢？合理推測，可能是因為她們的烹調習慣，再加上沒有良好的抽風設施亦或是空氣清淨機。

$PM_{2.5}$，真的是最可怕的隱形殺手，它致癌、致命並且無可避免地存在於你我的身邊，但卻又最容易被我們所忽視，而漸漸地被它蠶食鯨吞了健康卻不自知。雖然聽起來很恐怖，但要避免其實真的不難，例如選個好的抽油煙機！

已故林口長庚醫院腎臟科暨毒物科林杰樑醫師就建議要正確使用抽油煙機：

(1) 購買有合格標章、吸力夠強的抽油煙機，並裝設在距鍋蓋上七十公分以內為佳，而排煙管總長度勿超過五公尺，轉折勿超過三處。

(2) 煮菜前就應開啟抽油煙機，使用完也不要馬上關掉，應多開個五至十分鐘。吸油網須常常清洗或更換。

(3) 煮飯時，廚房最好要有對外開啟的門窗，讓抽油煙機有空氣可以抽，油煙才會流入煙罩內。另外，煮飯時不要在廚房內開冷氣及電風扇，避免因對流過大，油煙四散，反而降低排煙效果。

其實，少煎、炸、烤、快炒，改用水煮、慢燉也是比較健康的做法，儘量避免會產生大量煙霧的烹調方式，也是預防油煙生成最好的方法。

另外，要減少油煙的傷害，平時也可以吃梨子、桃子、木瓜、南瓜、地瓜、青菜或全穀類的食物。

四、你選對空氣清淨機了嗎？

除了口罩之外，現在很多家庭也選用空氣清淨機來過濾空氣。但市面上這麼多的空氣清淨機類型，價錢從數百到數萬元都有，該怎麼選擇呢？

首先，第一步就是看機器是擺在幾坪的空間使用，現在每款空氣清淨機都會標示適用的坪數，可按照自己的需求空間來選購。

再來，就是評估預算及效能。一般就是考量過濾空氣的方式、CADR值（Clean Air Delivery Rate）、噪音值及是否省電。

其實我們實驗室也曾接過不少家廠商的產學計畫，一來是幫廠商檢測清淨機的清除效能，看看是否可以達到歐盟等級EN1822或ISO29463的標準，二來廠商也希望可以利用技術提升他們的過濾效能。老實說，清淨機的技術不外乎是HEPA★、負離子、靜電濾網、電漿以及比較新的光觸媒，各家都有各自的優缺點，但若主要是在密閉空間內使用，根據之前測試的結果，即使兩、三千塊入手的清淨機，其實一段時間下來，清淨的效果大部分都不會太差，少說都會有八十五%以上的清除率。

就一般熟知的HEPA來說，技術比較相近的應該是靜電濾網，它們都是以過濾的方式將$PM_{2.5}$去除。若我們選擇等級在H13以上的HEPA或薄膜濾網清淨機，基本上九十九．九五%的$PM_{2.5}$都可以被過濾掉。但它們有沒有缺點呢？當然有，就是噪音。以它們的過濾設計原理來說，是用很細的濾網層層堆疊起來後，讓它的過濾效能可以達到讓九十九．七%以上的〇．三微米顆粒通通無法通過，這跟我們戴了很多很多層口罩很類似，為了要能吸得到空氣，就得花比較大的力氣去呼吸？因此，這類型的空氣清淨機就會有一些相同的缺點，功率消耗較高，比較費電，噪音也較大。

此外，我們也要看CADR值（Clean Air Delivery Rate），這是目前國際公

★ HEPA，High-Efficiency Particulate Air，即高效率空氣微粒子過濾網。

認評估空氣清淨機性能的指標，是機器在一定時間內可製造出的乾淨空氣量，通常以立方公尺／小時為單位，數值愈高，代表清淨空氣的能力愈強。

另一方面，負離子和電漿的清淨機技術比較相似，原理是把空氣經電流電場作用，使空氣微粒帶有電荷，產生電荷後，把空氣吸回去以正負極的原理過濾，達到空氣過濾的效果。這種技術剛推出時，因為效果不錯，可以將過敏原去除，而且沒有噪音問題，曾經有一度非常受歡迎，但後來卻發現透過這種技術過濾的空氣會有臭氧釋放的問題，吸多了反而可能會造成過敏加重、胸悶甚至呼吸道發炎等症狀。

把光觸媒結合到清淨機是一種比較新的技術，光觸媒的原理主要利用二氧化鈦當做催化劑來與紫外線做反應。二氧化鈦本身具備穩定度、無毒等優點，而且價格較便宜，是一個環保又實用的材料。當二氧化鈦經過紫外線照射後，光觸媒能把光能轉為化學能促進有機物分解，包括懸浮微粒和空氣中的ＶＯＣ化合物（甲苯、甲醛、氨類）臭味，進而達到去汙、除臭等效果，有些光觸媒也可以將$PM_{2.5}$表面的細菌或一些有毒化學物質破壞，分解轉變成對人體無害的二氧化碳和水。

除了空氣清淨的效果之外，噪音、耗電量也是大家在購買的時候會關心的項目，挑選時可留意空氣清淨機上是否有臺灣本身的節能標章，代表能源效率比國家認證標準高一〇至五〇%，或是擁有美國環境局認證的 Energy Star 能源之星認證標章，可有效節能，更是節省荷包的好方法。

五、惱人的過敏源——塵蟎

臺灣秋冬換季的時候，經常容易引發過敏和氣喘，特別是幼童和老人。雖說要徹底根除這個問題很難，但我們是可以盡可能降低發生率的，例如減少容易誘發過敏和氣喘的塵蟎。

塵蟎是一種很小很小隻的節肢動物，大約只有〇．〇三公分，必須要用顯微鏡才能看清楚。塵蟎喜歡溫度二十二至二十六度、溼度七〇至八〇%左右的環境，又特別愛毛絨絨的空間，例如地毯、窗簾、床單、床墊、枕頭和絨毛娃娃等，一隻塵蟎頂多存活三個月左右，但卻可以生很多小塵蟎，每次產卵都可以是數百隻。

不只塵蟎本身，還有它們的屍體以及排泄物，都含有會誘發人類免疫反應的抗原（簡稱過敏原）。當這類過敏原濃度超過人體的免疫系統可承受的範圍，就會引起身體的不良反應，也就是俗稱的過敏，甚至是氣喘。所以，要避免這樣的問題發生，有一些防蟎的方法大家可以試著做。

方法一：控制環境溼度

「除溼」這個步驟超級重要，因為蟎蟲只要室內溼度超過七〇％，就好像觸控到了什麼按鈕，蟎蟲媽媽就會快速繁殖，但若溼度低於五〇％的話，牠的生殖活力會明顯下降，甚至會脫水死亡。

威廉建議大家，最好每天出門的時候都關窗關門，除溼機打開，相對溼度設定在五〇％左右，就能減少塵蟎孳生。除溼的重點是讓室內溼度低於五〇％，所以在使用除溼機的同時，門窗一定要緊閉，一直開開關關，溼度就不易降下來。

方法二：避免使用塵蟎喜歡的家具材料

減少使用塵蟎喜歡的家具材料，打造一個塵蟎無法存活下去的環境，也會是有效控制塵蟎數量的方法之一，而且如果家裡有高過敏的族群，更要留意。

- 室內不鋪地毯，特別是長毛地毯，建議改為磁磚或木地板。
- 房間不用大片落地布窗簾，改為百葉窗或遮光簾。
- 床邊或床上不要放絨毛娃娃或抱枕。
- 使用防蟎材料包覆家具或寢具（防蟎枕套、防蟎保潔墊）。

方法三：勤清潔、使用清淨機

臺灣氣候超級適合塵蟎生存，據統計約有七十五%居家環境內有塵蟎，空氣中也有，一不小心它們就落在床單、被套與枕套上，如果沒有做好防塵蟎的措施或使用防蟎寢具，真的很恐怖。建議大家寢具最好兩週清洗一次。清洗時可以添加防蟎洗衣精或使用五十五度的熱水來清洗。

另一方面，吸塵器也可以用來吸走塵蟎，把肉眼看得見的髒汙吸走，當然，要做到百分之百吸光光是不太可能的事，畢竟塵蟎是很難纏的小東西。所以，空氣清淨機再度登場，為我們處理這些看不見的過敏原。

方法四：使用具防蟎功效的寢具

在這麼多塵蟎喜愛的環境中，床是牠們最喜歡的地方，因為床上會有人類或是寵物的毛髮和皮屑，再加上人睡覺會流汗，造成床鋪的溼度和溫度會比較高，若沒有做好任何防螨措施，又不常清理被單，床上的塵螨存活密度肯定會很高，成為它們繁衍的溫床。

一般人也都希望睡覺的時候，身體是乾乾淨淨的，對吧？誰會喜歡跟兩百萬隻塵螨一起睡覺！既然這樣，威廉倒是覺得可以選擇「具有防螨功效的床墊、床單、被單」，但市面上有這麼多種材質，包括蠶絲材質、羽絨材質、化纖材質，床墊也有彈簧床、記憶床墊、泡綿材質等，哪一種材質防螨效果比較好呢？

天絲、羽絨、有機棉皆有防螨抑菌效果，並能增加布料使用壽命。關鍵在於通風性，只要是通風性差的寢具，就很容易發霉或是孳生細菌。其實，黴菌和細菌也都是會造成過敏發作的凶手，若要一覺好眠而且身體又健康，選擇具防螨功能的寢具似乎也是一個不錯的方法。

六、空調好朋友

臺灣夏天這種炎熱的天氣，已經愈來愈少人可以不依賴空調，再加上空氣品質愈益惡化，因此空調的功能愈趨多元，不只是提供冬夏的溫控，還需兼顧空氣過濾、殺菌、除霉等功能。因為一年四季都扮演著重要的角色，所以必須好好選購並定期保養，讓空調可以維持正常運轉，並達到節能的功效。

針對空調的選用，以下有幾個注意事項：

第一：選購空調，要記得選購高CSPF★的冷氣機，CSPF值愈高，則冷氣機愈省電。一般而言CSPF值每提高〇．一，就可節約二—三％冷氣機用電。如果你分不出來，那就以節能標章或能源效率標示一級的空調為依歸。

第二：清潔！自己做清潔時建議大家使用軟毛刷和清水清洗，濾網洗完以後放在室內陰乾就好，儘量不要日晒避免變形，最好二至三週清潔一次，每年就可省一〇％電費。其他有濾網的電器，包括除溼機、空氣清淨機，一樣要定期清潔

★ CSPF，Cooling Seasonal Performance Factor，冷氣季節性能因數。顧名思義，即是考慮到冷氣使用季節的外氣溫度條件，更準確地計算一臺冷氣的能源效率。消費者若要真正達到省電目的，除了選擇一級能效的空調，也應該選擇 CSPF 值最高的機種。

保養，裡面清不到的地方也建議找專業人員清洗，可置換的耗材，則必須要定期更新。另外，空調機安裝時要保留周遭一定空間，有很多人整臺包覆起來，若包到回風孔都不見，溫度調得再低都沒用，只是浪費電而已。此外，冷氣的室外機也要注意，如果有雜物擋住，務必移開，保持暢通；冷凝管也要包好，如果有破損就要換新，提升冷氣的效率。

第三：若家裡的房子是西晒，可用窗簾、隔熱紙幫助降溫，冷氣會比較快冷。住頂樓比較熱，則可以用防水隔熱材質塗滿，多少也可以降低溫度。如果發現有漏水、發霉或漏冷媒等情況時，建議找專業人員檢查。

除了空調外，電風扇也是天氣熱的時候會使用的電器。風扇使用要記得維持扇葉的乾淨，如果覺得運轉時卡卡的，這個保養步驟其實很容易，在電動機上補充潤滑油保養、清理電動機裡的灰塵，避免運作溫度過高產生危險。傳統電扇的馬達軸承還有蕊軸記得上油，還要用刷子刷馬達的周邊，如此才能延長電扇壽命。

電風扇在拿出來使用以及要收納之前都得乖乖做好清潔工作，才不會等到下次夏天來臨故障無法使用。空調也是，平常就做好基礎清潔保養，才不會故障後還得請專業人員來維修。

七、熱水器切記不放屋內

就威廉的記憶所及，政府呼籲民眾這類型靠燃燒煤氣的熱水器一定要放在室外已經很多年了，雖然大部分的人都知道這件事，但每年看新聞，還是不難看到一氧化碳中毒的悲劇，切記！熱水器千萬不要放室內。

要在空氣中吸到一氧化碳其實真的不是件容易的事，需要幾個條件，一個是密閉空間，另一個就是在這個通風不良的空間內有一臺靠燃燒煤氣的熱水器，第三個條件是需要夠長的時間吸入，一氧化碳要中毒到讓人可以完全昏迷過去，最快至少要五至十分鐘以上。但一氧化碳很頑固，它有一個讓人無法馬上警覺中毒的致命條件，就是一氧化碳是一種無色、無味、無臭、無刺激性的氣體，不像瓦斯那樣有味道，所以才會常有發生中毒而不自知的狀況。

另一方面，一氧化碳對血色素的親合力是氧氣的二百三十倍以上，會與氧氣競爭，形成一氧化碳血色素，而造成體內組織快速的缺氧。大家想像一下，缺氧的情況下什麼器官會發生問題呢？答案是腦部和心臟。

一氧化碳中毒時這兩個重要器官功能失調會是最常見的症狀。中毒較輕者，可能會有頭暈、頭痛、噁心、嘔吐、全身無力等症狀；當中毒較嚴重時，則可見昏迷、抽搐、心律不整、心肌梗塞，乃至於死亡。另外有少部分病人在恢復意識後，經過一段時間，會發生遲發性腦病變，而有智能減退、大小便失禁、步態不穩、行為退化等症狀出現。

由於一氧化碳中毒是屬於一種非特異性中毒，中毒的診斷需仰賴一般民眾提高警覺，比如逢年過節大家在室內圍爐或烤肉，若有多人一起產生頭暈、疲倦、腸胃不適及嘔吐等症狀時，即有可能已發生輕微一氧化碳中毒。因此如果有許多人同時產生類似症狀，一定要想到一氧化碳中毒的可能性並及早送醫治療。

一氧化碳中毒的緊急處理包括立刻將病患移至通風的環境下，若有意識不清，需保持呼吸道暢通，並盡速送醫，若有需要，立即給予高濃度的氧氣是可以降低其可能的傷害。

有一些房子，因為空間的關係必須要將熱水器安裝在室內，這種情況下，熱水器就必須要有與戶外直接連通的窗戶或通風孔，以保持通風良好。切記不要把毛巾等易燃物品放在熱水器上，附近也不要堆放易燃或有腐蝕性的物品，熱水器使用完後，必須檢查燃燒器是否已經熄滅，並切記關閉氣源，更不可在未關閉熱水器的情況下離家外出或就寢。

一氧化碳中毒相當可怕，要預防其發生，最根本的是不要將熱水器裝在室內，真的沒有辦法時，就要特別小心通風問題，尤其是冬天。

另外，利用煤氣煮食東西時也要注意空氣之逆流，千萬不要讓原本無毒的煤氣因缺氧造成燃燒不完全而產生有毒的一氧化碳。一旦懷疑有可能一氧化碳中毒時，爭取時間及早送醫治療，便可以將其危害降至最低。

八、使用化學藥品要注意劑量

防疫作戰——保護自己的同時也要注意使用劑量！在新冠病毒流行之初，曾有流傳過乙醚、氯仿可以殺死新冠病毒的說法，但使用乙醚、氯仿來做環境消毒非常危險！乙醚、氯仿以往「曾」被用作吸入式麻醉劑，動物實驗也是，但因為在甦醒後會造成一些健康上的影響，目前已經漸漸不用。但即便乙醚、氯仿可用於殺死新冠病毒，但在其本身亦為毒物的情況下，劑量使用便成為關鍵，過少無效，過多反而會對使用者造成傷害。

以氯仿來說，短時間內吸入 900 ppm（較高濃度）的氯仿會導致暈眩、疲倦和頭痛。長期暴露，無論從空氣、食物、飲用水中攝入高濃度的氯仿，都很可能會造成肝臟及腎臟的損害。目前還無法確定氯仿會不會對生殖能力有所影響，不過經動物研究顯示，在懷孕期間透過吸入低濃度 30 ppm 的氯仿，就會造成實驗老鼠流產，也會讓出生的小鼠出現先天缺陷。

其實，臺灣勞工作業環境空氣中有害物容許濃度標準規定，在有氯仿的工作場所中八小時平均容許濃度（PEL-TWA）為 10 ppm，比上述的濃度要低很多，若真的要致死，需兩小時內吸入 6000 ppm。

乙醚有特殊刺激氣味，帶甜味，極易揮發，會通過鼻子、嘴、皮膚侵入人體神經系統，令人產生暈眩感，在空氣的作用下能生成過氧化物、醛和乙酸，所以可以用來殺菌。

乙醚的使用劑量控制不好會發生昏迷、呼吸困難，甚至有死亡的風險，還會產生喉痙攣、暫時性血清轉氨酶升高、抽搐、急性胰腺炎等不良反應，也有對免疫系統造成嚴重損傷的案例發生。但若真的要致死，則需要兩小時內吸入 221190 ppm。

總而言之，即便氯仿、乙醚消毒劑確實可以達到殺死新冠病毒的效果，但是一般人若不能妥善使用所需的劑量，反而造成自身中毒而得不償失。其實，要防新冠病毒，一般家庭和個人消毒，只需要使用濃度七十五％的酒精、稀釋過的 500PPM 漂白水或次氯酸鈉類的乾洗手就可以了，千萬不要以身犯險。

九、「做工的人」影集中提到的粉塵症是什麼？

以前威廉在美國剛開始研究 $PM_{2.5}$ 的時候，世界上針對懸浮微粒的文獻還並不多，相反的，關於吸入過多粉塵造成肺部疾病的資料倒是不少，可見這個所謂的「塵肺症」已不是這幾年才有的疾病了。哪來的呢？經濟成長的負影響就是大量工廠設立，犧牲環境、犧牲工人甚至大眾的健康，在一些工作環境中，許多的粉塵都可能會造成呼吸系統的傷害，這些毒害物包括鐵屑、石綿、二氧化矽、煤礦、鈹、棉屑、木屑、花粉、硫酸、硝酸、氨氣等，吸入過量都會帶來肺部急性或慢性的危害。

雖然種類繁多，姑且不論粉塵的成分，要造成一定的傷害，它們都有一個固定的模式可循。當長期吸入這些游離粉塵後，粉塵進入肺部，只要體積夠細夠小，幾乎是不可能及時被清除，這時候就會被肺部的免疫細胞巨噬細胞所吞噬，但可怕的是這些粉塵（包括 $PM_{2.5}$）是化學物質，因此無法被巨噬細胞所分解，反而還會導致巨噬細胞吃太多而消化不良噎死，後續這些死亡的細胞就會釋放所吞噬的粉塵以及自由基或細胞激素，然後惡性循環，對健康的細胞造成更大的威脅。

粉塵周圍因死亡的巨噬細胞刺激，會有纖維細胞增生，形成纖維性結節的狀況，若長期性、低劑量的暴露，平均十到二十年，肺部體積會縮小及肺門有淋巴結腫大，表現出來的症狀就像慢性支氣管炎、阻塞性肺疾病、氣喘、肺水腫，複雜性塵煤症則會有大量纖維化，嚴重者若吸入的是致癌物質，鼻咽癌、支氣管癌、小細胞肺癌都可能會被引發。

如何避免及預防職業性肺病？

(1) 徹底改善作業環境。
(2) 加強勞工及業者的衛生教育，嚴禁廠房內吸菸。
(3) 提供正確使用個人防護用具的知識，過濾器的濾片應定時更換。
(4) 配戴適當的口罩，減少直接吸入的機會。
(5) 廠房隨時保持清潔，使用可移動式真空吸塵器或溼式作業避免塵粉的黏附。

(6) 員工定期健康檢查，尤其是胸部X光和肺功能測驗。

(7) 給予工人適當休假。

十、長期使用紅外線燈舒緩痠痛會晒黑嗎？

「紅外線燈」是具有可散射紅外線波長（約 700 nm 到 50000 nm）能量，而可提供局部加熱的第二等級醫療器材，和會使皮膚晒黑的紫外線波長不同（約 200 nm 到 400 nm），所以日常使用並不會導致皮膚晒黑，大家無須擔心。

但是，並非所有肌肉疼痛、僵硬的人都適用所謂的「紅外線療法」，尤其是對熱敏感或照射部位有外傷、發炎性傷口及皮膚疾病的病患，都不建議使用紅外線燈。

根據食藥署公布的資訊，民眾在家使用「紅外線燈」時，需注意使用時間及距離，因「紅外線燈」的原理為提供局部加熱，長時間或近距離的照射，都可能會造成皮膚灼傷。此外，要特別留意的是，千萬不要將光線直照臉部或是眼睛，因為紅外光可能會引發眼睛病變，還請大家使用時多多注意，小心使用。

十一、睡眠好了，免疫力就跟上了

大家有聽過世界睡眠日嗎？世界睡眠日定在每年春分（Equinox）前的星期五，其實威廉只是要透過這個節日跟大家說睡眠很重要，而且睡眠品質低落也會降低你的免疫力，長期睡眠不足或是睡眠習慣不好，對於防疫來說都不是件好事！

睡覺很重要，但除了工作過長壓縮睡眠時間之外，失眠也已經不是少數人的現象了，有些人會選擇含有褪黑激素★的保健食品來助眠。吃「褪黑激素」真能幫助睡眠嗎？其實很多人都說，年紀在過了三十歲後會變得愈來愈難睡，就連把褪黑激素的劑量調高都沒有用，但現代人睡不好不外乎有幾個原因，諸如內分泌

★ 褪黑激素 (melatonin) 是由大腦內松果體生成的一種荷爾蒙，人在接近入睡時便會開始分泌褪黑激素，並在半夜達到高峰，早晨醒來之前，體內褪黑激素的濃度便會逐漸下降。

失調、患有慢性疾病、習慣吃太重口味、睡前滑手機或是壓力太大……等，找出睡不好的原因對症下藥，才是比較健康的做法。

所謂的「褪黑激素」真的能幫助睡眠嗎？其實褪黑激素雖然耳熟能詳，但在臺灣是無法「直接」買到的，會以其他方式製成產品或是一些替代品，這東西對於睡眠具有非常大的好處，而且它的分子夠小可以直接進入腦部，讓神經細胞發揮鎮靜、安神、安眠的作用。但說穿了，其實人會「失眠」就是因為內分泌系統無法正常產生褪黑激素，而市面上的褪黑激素產品劑量都在三微克以下，如果只是用來幫助睡眠或是初次使用的話，儘量選擇比三微克低的產品會比較安全，而且三微克就已經有不錯的效果，若是體內擁有過多褪黑激素反而會對身體造成不良的影響。

除了能夠解決睡眠問題之外，有很多的研究文獻都說褪黑激素也可以用在治療患有偏頭痛、高血壓或是心血管疾病的患者，也有人利用褪黑激素來調節免疫系統，達到治療紅斑性狼瘡或是異位性皮膚炎的功效。但是褪黑激素也不是想吃多少就吃多少，攝取褪黑激素是為了要彌補本身合成不足的問題，如果你沒有失眠或是頭痛的問題，平常根本就不需要額外補充褪黑激素，若是攝取「過量」反而會有副作用，免疫系統本來就不好的人狀況會變更嚴重，而且睡太沉也會讓人整個起不來。

此外，飲食模式其實也會影響睡眠，如果你在睡前吃了辣、鹹或是加了味精的食物，就會加長消化系統的工作時間，反而會讓身體增加代謝的負擔，也就是說，你的身體需要更多時間去消化這些食物，所以睡眠品質就會變得不好，褪黑激素也跟著下降。如果真的想要一夜好眠的話，平常注重飲食均衡，吃香蕉、喝牛奶或是一些富含維他命 B 和維生素 C 的食物也會有一些幫助。那麼，安眠藥呢？安眠藥絕對是最後的選項，因為安眠藥會讓你產生依賴性，必須要有醫生處方才可以吃，千萬不要任意自行服用。

威廉建議大家，夜晚睡眠不充分的人，午後短暫小睡或許有益，但是長時間的午睡或太晚午睡，反而會使夜間睡眠的效率下降。每人每天所需的睡眠總時數建議在六至八小時，若白天睡多了，人自然不會累，晚上就無法沈睡、久睡，反而又是惡性循環的開始。

十二、蟑螂防治心得

蟑螂——絕對不能小看它！除了歷史悠久之外，種類還超多，目前已發現有四千一百多種。蟑螂的食物雖然與人類吃的東西重疊性很高，但是，外面的世界比較精彩，所以只有極少部分的蟑螂才會「願意」進到人類的家裡，被我們看見……。

根據網路調查，大家平常遇到蟑螂的反應不外乎就以下四種：

⑴ 驚聲尖叫。

⑵ 當沒看到快速逃離。

⑶ 拿拖鞋飛速打爆它。

⑷ 殺蟲劑把它噴到死。

根據威廉探問周遭人遇到蟑螂的反應，雖然害怕，但大部分的人都還是會立馬拿出武器打扁它，再來才是瘋狂尖叫的。威廉是那種直接逃走的……

當然，殺蟲劑還是大眾殺蟑的選擇吧！殺蟲劑，自發明以來一直是人類排除害蟲的主要方式之一，但是根據美國普渡大學（Purdue University）刊載於《科學報告（Scientific Report）》的研究指出，長期施用同一種殺蟲劑，會讓蟑螂產生抗藥性，也就是說蟑螂對殺蟲劑會有抵抗力，只單一噴一種可能殺不死，還必須加以混合多種殺蟲劑製成的雞尾酒殺蟲劑才行，以免蟑螂產生抗藥性。

但為什麼蟑螂會這麼快速就產生抗藥性？這主要建立在蟑螂的「高生產」能力上。以德國蟑螂為例，母蟑螂一次可以生下高達超過四百顆卵，且不出六十天，所有的蟑螂卵都可轉化成具有繁殖能力的成年大蟑螂。所以撲殺蟑螂一定要徹底，只要一次沒完全清光，不出數月就可能有一批含有抗藥性的新血蟑螂誕生。

用殺蟲劑殺蟑螂有其盲點，且過度施用也會對人體造成不必要的負擔，花費亦不低，所以套句普渡大學昆蟲系教授 Michael Scharf 說的話，對抗蟑螂除了用藥外，其實保持環境衛生才是根本之道。

那麼該怎麼保持環境衛生呢？威廉整理一些資訊來讓大家參考參考：

(1) 水：基本上蟑螂也是需要水的，尤其是愈潮溼的環境它們愈愛，所以必須要注意廚房或浴室水管是否有漏水，平時水龍頭一定要關緊，排水孔要加裝濾網防止蟑螂沿排水管爬上來。同時注意擦拭保持乾燥。

(2) 裂縫：時常修補家中牆壁、牆角、門窗間等的裂縫，減少蟑螂進入的機會。

(3) 食物碎屑：用餐後，一定要清理掉在地板上的殘餘碎屑，減少蟑螂的食物來源。

(4) 隔夜菜：沒吃完的食物一定要在降溫之後放入冰箱，若未放入也要加蓋，以減少半夜蟑螂覓食的機會。

(5) 碗盤清潔：碗盤用後一定要立馬就清洗，不要放在水槽隔至下一餐再一起洗，減少蟑螂來吃食物的機會。

(6) 廚餘：廚餘一定要封好，垃圾每天清理，儘量不放屋內。

(7) 烤麵包機：使用烤麵包機也必須要多注意麵包屑的殘留，做好清理。

蟑螂真的很討人厭，為了讓它不會出現在我眼前，我也試過很多方法，有一個方式建議給大家，這是目前威廉覺得最有效的招數之一，就是每天開除溼機，模擬美國那種較乾燥的居家環境，確保溼度較低，也同時就可以讓蟑螂喜歡水的特性不存在，它們自然就不會這麼輕易的跑進你們的生活環境裡了。

十三、石綿是一級致癌物

石綿是比甲醛和 $PM_{2.5}$ 還要毒的一級致癌物，二〇〇五年歐盟全面禁用石綿製品，日本二〇〇六年跟進，臺灣則稍晚在二〇一八年也開始禁用。

二〇二〇年十二月底，日本家具日用品大廠宜得利家居爆發出所販售之珪藻土浴室踏墊等商品，部分含有超標石綿，臺灣廠商緊急公告將相關的六十二項相關商品下架並進行回收，消費者不論有沒有發票，都可以前往鄰近門市退貨。

這次的事件讓人震撼的地方在於，宜得利這麼大的廠商，尤其日本向來給人做事態度嚴謹的印象，如今卻爆出這樣的消息，令人不勝唏嘘。而且威廉看了宜得利的說詞，讓人邏輯有一點錯亂，賣有毒產品的是宜得利，自己的把關工作沒有做好，卻說得自己像是不知情的受害者似的，切割得非常乾淨，把過錯全推給是中國製造的關係。把關者怎麼可以不把關從嚴呢？而且據悉這類型的產品是從二〇一六年九月開始販售，這段期間因使用這產品造成肺部病變的人，真的是無法計數了。

即便專家們都說石綿在構造完整時，若沒有暴露空氣中被吸入，對人體的直接影響是比較有限的，但是「一級致癌物」禁用就是禁用，而且也很難去確保過程中每個使用者不會自行切割或削磨踏墊，在回收的時候也無法確認是否有先裝入塑膠袋中包覆好，在不了解的情況下，大家應該都會把它直接當一般垃圾丟棄吧！那垃圾清潔員的健康誰把關？宜得利這次的事件真的是低級錯誤誒……

石綿造成的影響很深，特別是變成粉塵暴露在空氣中，吸入肺中就「一定」會對身體造成危害。主要是結構非常細，纖維大小大概就人類頭髮的千分之一，很容易被吸入到肺部引起嚴重的致病風險。

再加上石綿無法被身體吸收或代謝，只要跑到肺裡就會永久沈積在肺部造成局部發炎，甚至出現細胞癌化。WHO曾指出長期的石綿暴露，會有肺纖維化（石綿肺）以及石綿沉著症，其他的像是間皮瘤、肺癌、喉癌、卵巢癌也都是大量接觸石綿後會產生的問題。

所以，「避免吸入石綿粉塵」是關鍵，若家中有石綿建材或是物品，直接丟棄可能會對生活環境造成更大的傷害與汙染，請委託專人處理，勿直接當成一般垃圾丟棄，以免造成更嚴重的汙染後果。

行

TRANSPORTATION

外出鞋放在門外可以隔絕病菌？# 太陽晒久了，不僅可殺菌還會中暑！# 太陽眼鏡也會過期 # 潛在的隱形殺手——空氣汙染 # 多氯聯苯是什麼？# 肺腺癌的高風險族群

CHAPTER 4

一、外出鞋放在門外可以隔絕病菌？

《新英格蘭醫學期刊》一篇研究曾指出，「新冠病毒可在鞋底存活五天」！文章中引述：美國聖地牙哥醫師納諾斯（Georgine Nanos）表示，經常在公共空間——例如辦公室、大賣場、大眾交通運輸等空間——走動的民眾，鞋底有很大的機率會沾染新冠病毒。而堪薩斯州公衛學家溫納（Carole Winner）也表示，「鞋底」通常是由塑料與其他合成材料製成，很有可能附著病毒。而且，最近又發現醫護人員的鞋底有一半都被驗出有新冠病毒，而醫院各處的地板都有病毒，所以真的有可能是透過醫護人員的鞋底散播的嗎？

我們根據新冠病毒的環境生存時間半衰期來計算，《新英格蘭醫學期刊》文章中所說的材質除了塑膠之外，還包括氣溶膠（小於 $PM_{5.0}$）、金屬銅、紙板、鋼板，其結果比較如下：

材質	半衰期	最大生存期
氣溶膠	2.7 小時	3 小時
金屬銅	3.4 小時	4 小時
紙板	8.5 小時	24 小時
鋼板	13.1 小時	48 小時
塑膠	15.9 小時	72 小時

一般來說，病毒過了半衰期被感染的風險會降低許多，但是不管黏附在哪一種材質，新冠病毒都可以在這個環境中生存好一段時間，其中又以塑膠製品上的病毒存活時間最長。其實不只是鞋子，空氣、玻璃、金屬製品，都有偵測到新冠病毒蹤跡的可能性。且不管是病毒，還是細菌、黴菌，甚至寄生蟲，都有可能沾黏在鞋底下，然後隨著步行跟著人類移居四處，因此感染就很有可能隨時而來。

Clostridium difficile 是一種在室內廣泛存在的病菌之一，美國休士頓大學研究發現，在室內的樓梯上，竟有百分之七十有這種細菌，如果「穿著涼鞋」踩過樓梯上下樓，就有二十八%的鞋底會黏附這個細菌，而穿著球鞋的話，四十三%鞋底也會有這個細菌。此外，這類細菌，九十九%都會沾到鞋帶上去。所以，回家後脫完鞋子，務必先洗手才能拿東西吃，當然，綁完鞋帶也是要記得洗手！

我們無可避免都會穿鞋子在外到處趴趴走，因此鞋子就有可能沾滿病菌，如果沒有進家門就換穿室內拖鞋的習慣，很容易就把外面的髒汙帶進家門，甚至帶到房間內。所以，與其擔心穿什麼材質的鞋子出門會沾到比較多病毒細菌，不如先了解該怎麼防範病毒入侵家中：

(1) 外出回家不要馬上入屋：到家開門後，不要馬上入屋，先在屋外踏上消毒地毯再脫鞋。

(2) 鞋櫃與室內有所隔絕：如果沒有消毒地毯，外出的鞋子最好放在入門前固定角落或鞋櫃內，不要把鞋子穿進屋內。

(3) 室內穿拖鞋：在室內一定要穿室內鞋，不要跟外出鞋混穿或打赤腳走來走去。

(4) 適度的清潔鞋子：例如帆布或是其他織物製成的鞋子，可以用洗衣機進行低溫清洗，皮鞋及工作鞋則可考慮用酒精進行消毒清潔。

(5) 鞋底可以每週用消毒液和毛刷清潔。

(6)「勤洗手」還是王道。

二、太陽晒久了，不僅可殺菌還會中暑！

高溫，潮溼，再加上陽光直接曝晒，時間一久很容易使人的腦膜充血，大腦皮層缺血而引起中暑，嚴重還可能引起虛脫或短暫暈厥。

其實中暑的某些反應和中毒很像，以毒理學的範疇來說，凡只要是過量，就有風險，人體若吸收了過量的熱能，會引發不良的反應，當然也是中毒。中暑其實不是夏天的專利，有些人在冬天也會中暑，因為這和人們接觸到的環境、溫度、溼度有超密切的關連，但不可否認，臺灣高溫和潮溼的環境確實更容易讓人在夏天發生中暑現象。

大家應該聽過熱昏厥、熱痙攣、熱衰竭等名詞，這些都屬於中暑這類熱傷害的一種，環境是影響熱傷害發生頻率高低的重要角色。例如長時間處在高溫環境，卻沒有補充足夠的水分，就可能造成脫水、電解質不平衡、散熱困難的現象，這時候就容易熱昏厥，像是學生站在操場聽訓一段時間後昏倒等等。會發生的原因是因為人體對熱不適應，使得皮膚血管擴張而大量流汗（幫助散熱），大量的血液跑到皮膚下層血管幫助散熱，導致腦部血流暫時不足，因而發生暫時性熱昏厥，通常體溫不會明顯升高，只要趕緊將患者擡到蔭涼處保持平躺，通常很快就會醒過來。

但不是每一個人受到熱傷害都會昏厥，以威廉來當個例子吧，早期在美國念書的時候，因為美國環境較臺灣乾燥許多，若不是特意要運動的話，其實真的不太容易流汗，所以久而久之身體自然就習慣了這種氣候，但是回到臺灣工作之後，身體長期保持乾爽的習性完全在一瞬間被破壞，在完全無法適應每天三十七度高溫的情況下，一個月可以中暑五次，然後連續……三個月，所以我剛回臺灣的第一個暑假，就是在刮痧中度過……以上是一個非常不好的案例！

雖然刮痧是一種民俗療法，但以科學的角度，確實在散熱的時候，人體的血液是需要流到皮下血管來幫助散熱。以中醫的角度，當體內氣血淤積、阻塞時，病症就會隨之而來，而刮痧可以刺激體表經絡，達到促進氣血循環、疏通經絡、調整臟腑的功效，能讓身體各處都能獲得充分的營養供應，不舒服的症狀就會減輕。

刮痧有哪些該注意的地方？

不宜刮痧的族群，包括幼童、孕婦、癌症患者、年老體虛者、剛吃飽的人、嚴重靜脈曲張者（血管壁彈性較差）、糖尿病患、心臟病患，以及凝血功能不正常的患者等。肝腎功能不全的人，凝血能力也會較差，正在服用阿斯匹靈等抗凝血藥的人，皆不適合刮痧。表皮如果有傷口，或有皮膚炎、過敏、長痘痘、毛囊炎、溼疹、蕁麻疹等，也不宜刮痧，以免感染。韌帶或肌腱部位的急性損傷、骨折、外科手術疤痕處，三個月內皆不宜刮痧。此外，恐懼刮痧或刮痧時曾經頭暈不適的人，最好也不要再嘗試了，以免造成二次傷害。

最後，威廉還是提醒大家，天氣炎熱，一定要多多補充水分，適量的飲食也很重要，但最重要的是，冷氣該開的時候一定要開，千萬別為了省小錢，造成無謂的熱傷害，到時候傷財又傷身才真的得不償失。

三、太陽眼鏡也會過期

近年，隨著紫外線的傷害愈來愈大，常可以看到提醒民眾外出時最好戴上太陽眼鏡的宣導。不過威廉要提醒多數人比較少注意到的一件事——太陽眼鏡的防晒能力其實是會隨著時間而衰退的。即使你保護太陽眼鏡保護得無微不至，鏡面一點刮痕都沒有，但鏡面上的這些防晒塗料還是會因為折舊、收納習慣，或是沾染到肌膚上的汗水、淚水、皮脂，又或是過度清洗等，而逐漸流失。

少了這些抗ＵＶ的塗料，太陽眼鏡就「過期」了，無法再有效的發揮阻止紫外線的作用。雖然我們對於顏色都有一點迷思，總覺得顏色較深，越能抵擋強光，就像深色鏡面可以讓眼睛減少陽光的刺激一樣，但事實證明，深色的鏡片對於傷眼的紫外線是絲毫沒有辦法阻隔的，而且傷害反而更深。原因是我們的眼睛辨識到有一層顏色深的鏡片在外，進到眼睛的光線變少了，瞳孔自然就會放大，這時候紫外線就會趁虛而入，反而更容易傷害眼睛，防晒便如同虛設，自然會嚴重影響視力與眼睛健康。

太陽眼鏡要有效，一定要結合抗ＵＶ塗料，有些標榜抗ＵＶ卻看似一般眼鏡的太陽眼鏡，只要是有塗上有效的塗料，自然也能抵擋ＵＶ的攻擊，所以真的不能只用顏色深淺來判斷。

那麼，到底太陽眼鏡的使用期限有多長呢？研究人員指出，一般來說，如果平均一天戴太陽眼鏡兩小時，大約兩年之後抗ＵＶ的能力就會開始衰退，注重眼睛保護的人就可以開始準備更換。每天戴的時間愈長，當然更換的頻率就要愈高。就請大家多多注意自身防護喔！

四、潛在的隱形殺手——空氣汙染

一九五二年發生於英國的倫敦霧霾事件是史上著名的公害案例，氣候加上空氣汙染，短短幾天的霧霾期間，就造成四千人死亡，後續幾週因此而死亡的慢性病患更超過一萬兩千人。幾年前，北京的空氣品質還是世界最差的城市之一，但如今位於天安門廣場的紫禁城清晰可見，反而是我們臺北一〇一大樓、高雄八五大樓經常籠罩在霧霾之中。世界衛生組織統計，西太平洋、東南亞和印度是全球空氣汙染最嚴重的區域，減少空氣汙染不僅是拒絕全球暖化，或是降低固定汙染源和移動汙染源的廢氣排放這麼簡單，主動呼籲大眾維護自身呼吸道健康也是當務之急。

空氣汙染對健康的威脅到底有多大？十大死因中，至少有一半和空氣汙染有關。癌症、心血管、腦血管疾病、肺炎、慢性下呼吸道疾病，甚至是退化性神經疾病，全都和空氣汙染脫不了關係。世界衛生組織估計，全球大約有九十二％的

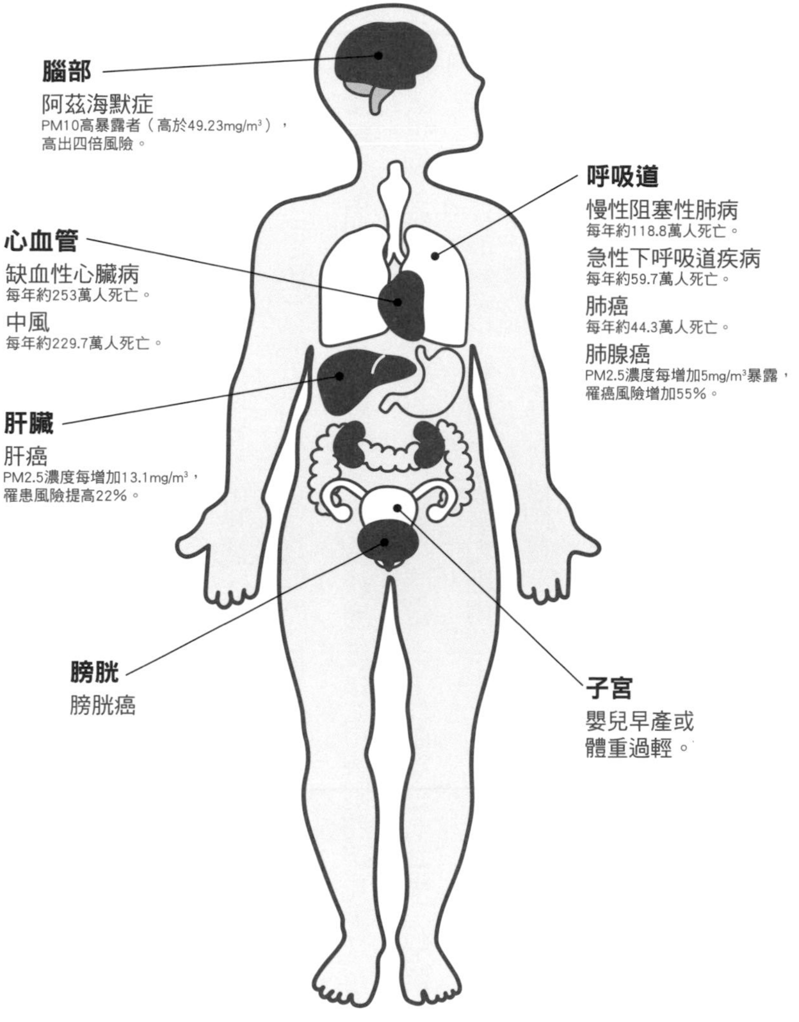
腦部
阿茲海默症
PM10高暴露者（高於49.23mg/m³），
高出四倍風險。
心血管
缺血性心臟病
每年約253萬人死亡。
中風
每年約229.7萬人死亡。
肝臟
肝癌
PM2.5濃度每增加13.1mg/m³，
罹患風險提高22%。
膀胱
膀胱癌
呼吸道
慢性阻塞性肺病
每年約118.8萬人死亡。
急性下呼吸道疾病
每年約59.7萬人死亡。
肺癌
每年約44.3萬人死亡。
肺腺癌
PM2.5濃度每增加5mg/m³暴露，
罹癌風險增加55%。
子宮
嬰兒早產或
體重過輕。

民眾居住在空氣品質不佳的環境中，大約有七百萬人因為空氣汙染導致死亡。

這些數字真的不是危言聳聽，二〇一五年中國的紀錄片《穹頂之下》就已經把 $PM_{2.5}$（細懸浮微粒）形容為「看不見的敵人」，用來描述這個呼吸道的無形殺手。事實上，根據臺灣自己的研究，也曾推估 $PM_{2.5}$ 在臺灣一年恐奪走超過六千條人命，空氣汙染也增加罹患肺結核的風險。

PM（particulate matter）是空氣中懸浮微粒的英文縮寫，2.5 則是直徑小於 2.5 微米的懸浮微粒。這個 2.5 微米到底有多小？為什麼 $PM_{2.5}$ 用肉眼看不見呢？可能一般人無法想像，好比人類頭髮的直徑是一〇〇微米，紅血球是七微米，細菌大約是一至二微米，也就是說，我們正呼吸著和細菌差不多大小的東西。

不僅如此，$PM_{2.5}$ 雖然小，但其中還包括有害氣體，例如氮氧化物、硫氧化物、臭氧。愈細的懸浮微粒穿透得愈深，對人體的傷害愈大。

$PM_{2.5}$ 可以輕易通過鼻腔、氣管、大小支氣管等呼吸道，長驅直入到達肺部深處，在破壞肺泡微血管後進入血液循環系統，因此可以造成全身的傷害，其中又以首當其衝的血液循環系統傷害最大。無論長期或短期暴露在 $PM_{2.5}$ 的汙染下，都會提高心臟病、腦中風、高血壓、癌症、呼吸道疾病、糖尿病及死亡之風險。

此外，也有研究發現，當 $PM_{2.5}$ 隨著血液流經腦部後，大腦中的細胞會把這些顆粒物當作入侵者，做出發炎症狀的反應。隨著暴露的濃度和時間愈來愈多，$PM_{2.5}$ 累積的量就愈高，腦部局部發炎反應就越趨惡化，可能促使智能障礙或是退化性神經疾病阿茲海默症的發展。若女性的染色體上帶有兩個同等人類阿茲海默症基因 APOE4 的話，罹患阿茲海默症的風險可能性又更高一些。

空氣汙染真的不容小覷，建議大家平常就要多注意空氣品質的監測報告，如遇上空氣品質不好的時候，切記自身防護要做好，才是保肺顧健康的根本之道。

五、多氯聯苯是什麼？

威廉之前接受採訪談及「多氯聯苯」★這個議題，現在很多人應該沒聽過這個專有名詞，所以我們來做個簡單介紹。一九六八年的日本和一九七九年的臺灣相

★ 多氯聯苯 (PCBs) 是一種特有的化學混合物，美國已不再生產，但在環境中仍然可以發現。暴露於多氯聯苯被認為對健康有所影響，包含對成人會造成痤瘡相關的皮膚疾病，對孩童會造成神經行為和免疫的改變。由於多氯聯苯不易燃燒且是很好的絕緣體，經常被用來做為冷卻劑和潤滑油，也常用來製造變壓器、電容器和其他的電器設備。

繼發生多氯聯苯滲入米糠油事件，當時臺灣的中毒人數超過兩千人。

雖然現在的年輕人壓根兒都沒有聽過多氯聯苯，但說多氯聯苯是毒中之毒一點都不為過，因為它影響的層面實在太廣，從內到外，包括免疫力失調、破壞內分泌系統、引發神經毒性、肝臟解毒力下降、降低性能力和皮膚潰爛等，而且還會由母親垂直傳染給胎兒。

很多人都會直接把多氯聯苯跟致癌牽扯在一起，這是不全然正確的觀念，因為目前科學界還找不出多氯聯苯會直接造成人類致癌的證據，國際癌症組織（IARC）目前至多將多氯聯苯訂為 2A 級，代表只會對老鼠致癌。當然，這很受到爭議，但你說它真的對人類不會嗎？沒有人能拍胸脯說不會……

不過，這並不表示它不毒！

多氯聯苯會從含有多氯聯苯的產品中漏出，會從有害廢棄物處理場被釋放到環境當中，也會從焚化爐中燃燒的廢棄物排放出來，一旦被排放出來並不易在環境中分解。人會通過呼吸被汙染的空氣，進食受汙染的食物，以及皮膚接觸老舊含多氯聯苯的電力設備，直接將多氯聯苯「存」到體內。

多氯聯苯在體內非常穩定，不受消化道酸鹼差異的影響。它是脂溶性的，難溶於水，但可溶於有機溶劑，體內肝臟分解非常慢，很容易累積於體內脂肪含量較高的部位，尤其是會累積在身體周遭的脂肪內。暴露的劑量稍高時，就會引起所謂的「卡尼咪油症」，這是皮疹的一種，皮膚會呈現黑褐色，但讓病患難以忍受的是皮膚上會出現密集的黑紅凸疹，像是青春痘，但密度遠比青春痘高數倍，且患部會奇癢無比，若不慎破皮，還會造成皮膚潰爛和氯痤瘡的現象。

此外，多氯聯苯也很容易累積在富含脂肪的神經系統和生殖系統。

像一九七九年米糠油中毒事件病患的症狀，除了皮膚病變之外，還包括手腳麻木、神經系統病變、反應遲緩等。而且對於懷孕的婦女來說，多氯聯苯會經由媽媽的胎盤或哺乳傳給小朋友，這些「油症兒」在出生的同時，就會有皮膚發黑、皮疹、眼瞼浮腫、免疫功能受損等問題。長大之後，有很高的機會可能出現神經發育遲緩、智力下降、注意力不集中、攻擊性行為偏高、自閉或躁鬱等現象。

其實，讓威廉覺得最可怕的，是當年這些受害的小嬰兒歷經四十年，身上仍殘留排不出去的毒素。這個毒真的很難解，多氯聯苯在體內的累積是一種化學反應，若沒有強大的外在能量去驅動這個化學反應走向還原，它是不可能自己離開身體的。

環境汙染與食品安全密不可分，許多的小細節都必須多加注意，才能儘量遠離毒害。

六、肺腺癌的高風險族群

國健署二〇一六年的統計資料，在臺灣，十年內罹患肺腺癌的人數竟然倍增，從二〇〇七年的四六一四人到二〇一六年的九一八三人，這些肺腺癌患者占總罹肺癌人數近七成，且女性的發病率較高，但特別的是，有九〇%的女性不抽菸，男性則有四〇%不抽菸。

到底為什麼不抽菸也會得肺腺癌？

原因真的很多，長期吸二手菸、暴露在油煙環境中以及空氣汙染 $PM_{2.5}$ 等，都會讓罹癌風險升高。

由於病程較慢、症狀較不明顯，當醫生確診的情況下，有高達六成的患者發現時都已是晚期，五年存活率很低。因此，還是提醒大家多多注意自己的身體，早期發現、早期治療還是上策。根據臺灣癌症基金會的建議，如果肺癌的病灶在一公分以下就可被發現，並進行必要的治療，五年存活率仍可高達八十五至九〇%。

除了抽菸以外，根據統計，下列五大原因也是罹患肺腺癌的高風險族群：

(1) 經常呼吸炒菜油煙，如家庭主婦、廚師。

(2) 常暴露在交通廢氣排放較高的環境，如交通警察、卡車司機。

(3) 長期暴露於致癌工作環境，如金屬業、冶礦業及接觸石綿、放射線環境者。

(4) 有肺癌家族遺傳病史。

(5) 曾罹患肺結核或是其他肺部慢性發炎疾病。

威廉補充一下，由於肺腺癌症狀並沒有特異性，其他疾病也可能出現類似症狀，除了高危險群應定期檢查之外，一旦生活中出現任何不適情況，包括長期持續性咳嗽、咳血、胸悶、胸痛、呼吸發喘、聲音嘶啞、吞嚥困難、頸部淋巴結腫大、極度疲倦、體重下降、食慾不振等都應即刻就醫，「早期發現、正確治療」是提高存活率的最好方法。

七、外出活動，記得挑時間

因為對人體健康的危害，近來 $PM_{2.5}$ 引起國人極大關注。環保署自二〇一六年十二月一日整合原先的空氣汙染指標 (Pollutants Standards Index, PSI) 及 $PM_{2.5}$，改採美國的空氣汙染指標 (Air Quality Index, AQI)。教育部亦依據環保署《空氣汙染防制法》相關規定，於二〇一七年七月三日修正《高級中等以下學校及幼兒園因應空氣品質惡化處理措施暨緊急應變作業流程》，明訂空汙停課標準。

事實上，外出活動真的需要留意空氣品質，做好應變。比如說，上午七到十時、下午五到八時，因通勤車流量很大，同時包括汽車、機車、公車等，$PM_{2.5}$與二氧化氮濃度都會局部超標，而下午一到三點之間的臭氧濃度則為全天最高。所以這些時間如果在外，儘量選擇搭乘大眾運輸系統，也儘量不要在街道上行走，以免長時間暴露在汙染環境中。

此外，儘量避免在這些高汙染的時間進行戶外運動。以一般正常呼吸來計算，每分鐘大約可吸進七至十四公升的空氣，但如果是跑步，一分鐘就會有五十公升的空氣在我們的肺裡面，大幅增加了暴露 $PM_{2.5}$ 等有毒物質的風險。近幾年來路跑風氣盛行，但為了自身的健康著想，運動前「一定要確認」當下的空氣品質，而且運動的時間點也要慎選，地點也可以選擇在室內，會比直接吸入髒空氣要來得安全。

不過，空氣汙染真的無所不在，最好的防護其實是不要再汙染環境，例如不抽菸、不燒香、不燒紙錢、少開車、不燒烤、不要放煙火，什麼都不要做是最好的——但，可能嗎？這有點癡人說夢，不過以下幾點倒是可以對健康有些幫助：

(1) 自主清潔：可在每天早晚空氣清新的地方持續深呼吸三至五分鐘，之後自主性的咳痰或咳嗽，可清除積存一天的痰液和一些髒東西，保持呼吸道的清潔衛生。

(2) 補充潤肺的食材：多吃綠葉蔬菜與富含維生素C、維生素E的水果，可增加肺的通氣量以及肺部本身的抗氧化能力，攝食洋蔥、魚油可防治哮喘，大棗、銀耳、土豆、山藥、梨、西瓜、蓮藕、葡萄、蘿蔔等，可以生津止咳，潤肺養肺。

(3) 有氧運動：一日最少三十分鐘的有氧運動能增強心肺功能，促進周身血液循環，增強肺泡氧氣交換和排出毒素的效率。

(4) 空氣淨化：選用高效能的空氣淨化產品對室內空氣進行多重淨化，可預防不同類型空氣汙染物對我們的肺部造成傷害。

育

EDUCATION

低頭族要如何吃出好視力？#PVC 含塑產品的潛在危害 #益生菌要怎麼吃才能讓小朋友頭好壯壯 # 膳食補充品與微量元素的食用原則 # 吃魚真的會變聰明嗎？

CHAPTER 5

一、低頭族要如何吃出好視力？

不論是工作、走路、坐車……日常生活中隨時都可以看到大家使用 3C 產品，也因為這樣，導致現代人普遍使用 3C 產品時間過長，對於視力所造成的傷害就成為另一個重要課題。而且，這個大人的習慣延伸到小朋友身上，對小朋友的傷害就更嚴重了！

有些父母為了不讓小朋友吵鬧，手機、平板就大落落地架在小朋友的面前……你說有效嗎？說真的，確實有效，小朋友很快就被螢幕中的畫面吸引，馬上保持安靜。

但，孩童過早使用 3C 產品是會帶來危害的。

愈來愈多的研究證實，例如藍光，就是傷害眼睛的禍首之一。從毒理學的角度來說，長時間使用 3C 產品，會暴露於較高劑量的藍光，除了會直接損害眼球、視網膜，造成黃斑部發炎、水腫之外，藍光還可能透過視神經細胞，破壞大腦的部分區塊；據統計，包括認知記憶、語言發展、情緒管理能力等皆有下降的趨勢，嚴重的甚至還會影響智力。而且，拿 3C 產品「真的」會成癮，原因還不得而知，沒拿過還好，拿過一次就放不下手，兒童跟成人都是一樣的。

我們從「劑量」的觀點來說，短時間使用 3C 產品，暴露藍光的劑量少，反而可以讓小朋友透過藍光，刺激雙眼的視神經，讓世界變得更明亮和鮮豔，小朋友的心情愉悅，當然，父母親也跟著開心！此外，藍光的部分波長與紫外光重疊，也就是說，藍光也能扮演紫外光的角色，適度照射可以刺激體內合成維生素 D_3，幫助小朋友吸收鈣質——但前提是，這部分是把藍光拿來照射身體皮膚，而不是直盯著藍光看，那是無效的……

威廉建議，兩歲前的幼童不要接觸任何 3C 產品，因為此時的腦部成長速度是其他時期的三倍，這時候讓他們接觸，只會讓大腦發展遲緩或異常。父母親最好也不要在孩童面前滑手機，除非你可以約束自己絕不讓小朋友接觸，不過通常都不太可能。三至五歲的孩童，若有接觸，一天必須限制在一小時以內，建議每十分鐘休息十分鐘。六到十二歲，一天最好不要超過兩小時，時間也是分成五到六次，每二十分鐘就休息二十分鐘，讓眼睛能夠獲得適當的休息。

大家或許又不禁要問，該讓小朋友多吃些什麼才可以幫助他們發育中的眼睛細胞修復，增強功能？可以多吃一些富含維生素A、B、C、E、葉黃素、玉米黃素、花青素、牛磺酸的食材，像是甘藍葉、菠菜、綠花椰菜、胡蘿蔔、南瓜、奇異果、葡萄、柳橙、藍莓等天然食物。而這些成分當中，又以葉黃素最為重要，原因在於它本身就具有吸收光線的特質，有助於過濾過多的藍光，可以保護視網膜黃斑部。

如果你想直接吃葉黃素保健食品，也是可行的，但是根據衛生福利部公布的《食品添加物使用範圍及限量暨規格標準》，膠囊、錠狀食品每日補充的葉黃素不應超過三十毫克。就保健食品而言，市面上常見含有葉黃素的金盞花萃取製成產品中，又可分為「游離型葉黃素」和「酯化型葉黃素」，所以無論是哪一種，請想清楚是否需要購買、看清楚包裝標示、確切詢問專員，以確保自身權益。

最後威廉再次強調，如果希望孩子耳聰目明，就請各位爸媽別忽視3C產品對於孩子的影響，無論事後吃多少的葉黃素修補，都比不上事前的預防，若能即時遠離，任何時候都不嫌晚唷！

二、PVC含塑產品的潛在危害

成分有PVC-ABS的兒童玩具安全嗎？威廉之前在機場閒逛，乍看到小朋友玩具裡的成分竟然含有PVC，著實驚了一下！但它卻是安全玩具⋯⋯。

我相信應該有一些家長會跟威廉有一樣的想法，玩具成分裡怎麼可以含有PVC呢？早些年在臺灣爆發的塑化劑事件，就是因為PVC這個含有塑化劑DEHP的材質被用在很多食品相關類別中。

根據這幾年的研究，DEHP的毒性已經有了很明確的數據。而它之所以恐怖，就是因為含有類似女性荷爾蒙的作用，長期大量暴露，可能增加引起罹患乳癌、子宮內膜癌、卵巢癌等女性荷爾蒙相關癌症的風險。若孕婦尿液中塑化劑代謝物濃度愈高，肚子裡的男嬰生殖器官先天性異常風險愈高，小朋友長大後不孕的機率也會很高。另外，也有學者發現孕婦尿液中塑化劑代謝物濃度愈高，孕婦體內的甲狀腺荷爾蒙濃度愈低，如此恐怕影響嬰兒的腦部發育，造成智能低下。

所以無論合法與否，PVC 最好都不要出現在孩童的生活周圍。

但說回威廉前面提到的 PVC-ABS 複合材料，我相信這兩種材料的材質一定各有各的優缺點，以 PVC 來說，它耐水，耐酸鹼，耐化學性能都很好，價格便宜，缺點就是生產技術含量較高，對模具或螺桿有特殊要求，製成需要添加塑化劑；ABS 韌性和強度較好，流動性較佳，成型容易，不需額外添加塑化劑，但缺點是價格貴，耐老化性能差，一個月後就開始褪色。

為了取兩者的優點，專家們硬是把這兩種材料依特殊比例集於一體，形成一個新的複合材料，價格雖較 PVC 貴，但卻比純 ABS 材質要便宜，小朋友的玩具也不會有塑化劑殘留的疑慮，更不會有才買不到兩個月就褪色的問題。

不過還是建議大家，小朋友的成長發展很重要，尤其是若會影響嬰兒的腦部發育就更不可等閒視之，關於玩具塑料材質的問題，還是要請家長們多多用心，好好篩選一下才好！

三、吃益生菌可以讓小朋友頭好壯壯？

新手父母總是會有一些迷思，例如小朋友吃保健品到底好不好？一般來說，每每遇到小朋友胃口不佳、便便不出，或是一天到晚發燒，要不然就是身高體重永遠在後三%以下，父母多會直接尋求坊間的營養保健品來幫忙處理，但這樣真的好嗎？

小朋友吃的保健品其實多數也跟成人吃的類似，不外乎益生菌、水解蛋白、綜合維他命、酵素、礦物質等補充品，父母多希望能以此彌補飲食上的不足。比方說，常聽到若孩子過敏就吃益生菌來改善體質，吃魚油補充 Omega-3 會變聰明，補充鈣質牙齒就會長的又白又堅固，吃乳鐵蛋白有助預防腸病毒……。

但事實上，已有多篇研究文獻指出，對於一般正常的孩子來說，種類多樣化且素材均衡的「天然飲食」，就足以提供其成長發育所需的營養素來源。所以，鈣質、益生菌、魚油、綜合維他命等常見的兒童營養保健品，適量使用就好，千萬不可過量使用，尤其在器官發育尚未成熟的嬰幼兒身上更是不建議給予食用。

以上說穿了，關鍵仍舊是劑量！

千萬不要有吃愈多就長得愈好的飲食迷思，包括保健品也是一樣，這個觀念是錯誤的，保健品的服用也是有其劑量的限制，任何年齡層都一樣，而且就嬰幼童而言，更應該注意產品上所標示的適用劑量，過量餵食保健品，反而造成器官負擔的風險會比成年人還要高。營養過剩不是好事，舉個例子來說，很多家長為了要讓孩子長高，會盡可能地給他們吃鈣片和維他命Ｄ，但根據美國ＦＤＡ的紀錄，嬰幼兒若過量服用維他命Ｄ，反而會有很多不良後果，輕則嘔吐、頻尿、四肢無力，嚴重時會導致腎中毒、臟器鈣化，甚至影響小朋友的骨骼發育。

以孩子不同的成長階段來看，一歲以下不建議吃保健食品。而一歲以上的孩子，可接受的食物種類其實已與成人飲食相差不遠，只是在食物粗細以及分量多寡上還需要慢慢調整。因此，威廉還是建議家長多以天然新鮮的食材為基準來作為嬰幼兒營養獲取的優先考量，其次才是人工的膳食補充品。但這些營養品也不是愛吃什麼就吃什麼唷，還是必須經過小兒科醫師實際評估過才好。

此外，適時補充益生菌的確可以增加腸胃蠕動的能力，有助養分吸收，是個好東西。但益生菌的效果也受到不同菌種，或是不同來源的限制，而會影響到它們的功效，而且市面上益生菌的種類廠牌繁多，也不是每一種都適合嬰幼兒吃。在選擇前宜先做好評估並詢問專業醫師，任意自行服用傷害荷包事小，若造成孩子健康上的危害可就不好囉！

四、膳食補充品與微量元素的食用原則

日常生活中充斥著許多保健食品的廣告行銷，範圍不外乎是補充營養、消除疲勞、增強免疫力、強化骨骼、保護視力、壯陽或長高等。

保健品本質上雖然是食品，但其實是經由生物工程進行濃縮、萃取、加工等

製程而形成，重點就是，它的有效濃度和成分含量已遠高於原本的食材，保守來說，食用時應依照產品的建議劑量攝取，並注意食用後的身體反應。

很多人聽到保健食品是天然的，就好像看到萬靈丹一樣，以為吃了就能改善身體所有毛病，且有些人會誤以為生病只吃保健品就可以痊癒，這觀念當然是錯的！民眾除了可能會忽略疾病本身的危急性之外，也會忽略保健品可能會與藥品間產生致命的交互加成作用，或服用過量保健品所導致的副作用。舉個例子，比較常見的保健品如維他命 A，若攝取過量會產生包括肝功能異常、骨密度降低、中樞神經異常等副作用。此外，服用過量的維他命 B 群也是，就曾有臨床報告指出，若孩童過量服用 B 群，會有神經、四肢癱軟的現象。

因此服用保健食品補充維生素及礦物質時必須特別謹慎食用，尤其是慢性病患者或是長期服藥的人。首先，一定要避免發生保健品與藥品間負面的交互作用，以免降低或影響藥效，甚至引發對藥品不良反應發生的機率。第二，無論食用哪一種保健品，注意其可食用的劑量，最好不要擅自調整，亦或是一次攝取好幾種不同類型的保健品。

那麼該如何正確的服用保健品呢？

威廉提醒大家，選購保健品必須要先釐清自己的購買目的，千萬不要因為人云亦云，聽了別人說有效就買，必須先了解自身是否真的有需要才購買。此外，若有服用慢性病藥物者，必須了解欲服用的各項保健品成分，向醫師、藥師或營養師做諮詢，以保護自身的健康和權益。

五、吃魚真的會變聰明嗎？

魚是我們最常吃的海鮮之一，也是很棒的食材；種類非常豐富，不同的烹飪方式，帶來味覺上的刺激更是相對多變。

魚類的脂肪含量很低，表示吃魚比較不容易變胖……

在魚類中，脂肪含量最多不超過一〇%，不同魚種，脂肪含量不同，但平均來說五%左右。且其中的脂肪多為不飽和脂肪酸，包括單元不飽和脂肪酸（棕櫚酸和油酸）和多元不飽和脂肪酸〔亞油酸、亞麻酸二十碳五烯酸（EPA）和二十二碳六烯酸（DHA）組成〕。

這些不飽和脂肪酸能幫助人體製造好的細胞膜，可以讓細胞獲得更充足的養分。尤其針對免疫細胞，可提升免疫力，降低不正常的過敏或發炎的反應，並可預防自體免疫疾病的發生，當然，對大腦的健康和發育也非常有益。

魚類也是人體必需氨基酸的來源之一，因為魚類的氨基酸組成與人類需要的相當接近，所以生物利用率很高。此外，魚富含豐富的礦物質、硫胺素、核黃素、尼克酸、煙鹼素、維生素等，適量的攝取能增強免疫細胞的活力和殺菌能力，也可以舒緩精神壓力，還能幫助神經系統功能正常運作。更重要的是，大人小孩都適用！

好處說完了，現在要來說一下壞處……

就如電影《水行俠》所說，陸地人汙染水源，導致現在的魚類都已經受到了毒化物汙染，包括甲基汞、戴奧辛、多氯聯苯、生物用藥、動物激素等。而且這些毒化物都有一個共通的特性，就是它們都是脂溶性的，難溶於水，只可溶於有機溶劑，在肝臟解毒的速率是非常非常慢的，所以相對來說，很容易累積在體內，尤其是那些脂肪含量較高的部位。

毒化物中特別是甲基汞，很容易超標，根據統計，舉凡是超過「三十公分以上」的魚，甲基汞都是超標的。大家去菜市場的時候不妨拿支尺……

甲基汞之所以危險，是由於它會破壞神經系統，直接造成損害，尤其是針對正在發育中的大腦來說，傷害更是明顯。我們的基本概念雖然是鼓勵育齡婦女和幼童多多進食魚類，但若間接攝食過多的甲基汞，小朋友反而會有神經發育遲緩、智力衰退、注意力不集中、攻擊行為偏高、自閉或躁鬱等現象發生。

所以，吃魚真的要慎選！

因為魚類是生物鏈裡的二級或是三級消費者，體型較小的魚、養殖魚、淡水魚和非捕獵性魚類的毒化物含量較低，還是儘量避免進食體型較大的捕獵性魚類較好。

最後，來看一下怎麼吃魚，才不會吃到不新鮮、有腥味的臭魚。

(1)檢查外觀和氣味：挑整條魚的時候要先確認沒有腥味，有腥味的話表示開始腐敗了，魚體可能會有超標的細菌或寄生蟲孳生。再來是檢查魚鰓是否呈現鮮紅溼潤的狀態，如果魚鰓呈現棕色並黏在一起，請老闆直接扔掉，不要讓它被販售了。

(2)買魚的時機點最好是放在整個買菜行程的最後一個部分，讓你可以挑魚、買魚後，盡快馬上回家把魚冷藏。

(3)魚要確實煮熟！生吃的確是有一番風味，而且可以攝取最完整的養分。但，煮熟才能避免細菌的感染，也才能將可能跨種致病的風險降到最低。

六、正確的洗手方法

因為新冠病毒造成的疫情一直都沒有一個有效的藥物、疫苗可以與之對抗，所以勤洗手、戴口罩、維持社交距離等就成為重要的自保之道，但其中為什麼勤洗手可以防新冠病毒呢？

不曉得大家有沒有發現，自從推行勤洗手這個動作之後，像是腸病毒、諾羅病毒這些小朋友間好發的病毒幾乎都比較少了。其實在不注意的情況下，我們都不知道我們的手根本就是間接汙染源，特別是身處在一些高風險的地方，像是醫院、公共廁所、電影院等公共場所，亦或是一些動作，包括咳嗽或打噴嚏後、處理食物前、摸完寵物後、處理過排泄物或呼吸道分泌物後、從外面返回住家、觸摸電梯把手、碰觸口罩外部表面及任何時候手部髒汙時，這些通通都可以讓我們的手變成汙染源，所以勤洗手就變成非常重要的保護自己及他人的方法。

二〇〇三年SARS風暴的時候，就有發現洗手是預防SARS最簡單及最有效的方法，而且洗手也可預防A型肝炎、桿菌性痢疾、傷寒、腸病毒等疾病。到了二〇二〇年，仍是防範新冠病毒的重要方法。

以前宣導的洗手方法是「溼、搓、沖、捧、擦」，最新的洗手步驟口訣為「內（手掌）、外（手背）、夾（指縫間）、弓（指背）、大（大拇指）、立（指尖）、腕（手腕）」。

此外，還有一些注意細節：

(1) 最好使用溫水：攝氏三十八到四十二度的溫水比冷水較有清潔效果。

(2) 去除手部首飾：如手上戴了戒指，會使局部形成一個藏汙納垢的特區，難以完全洗淨。

(3) 要使用肥皂或洗手乳：用清水無法消除新冠病毒，肥皂及洗手乳的「去脂性」可以把病毒的「外套膜」給溶解。

(4) 時間很重要：全部的洗手時間至少約需40秒，才能達到有效的清潔。

(5) 沖洗乾淨：在整個沖洗過程中，雙手須保持比較向下的姿勢，以避免水逆流回未洗的手肘部位。

(6) 使用擦手紙：一定要把手擦乾。使用擦手紙或隨身攜帶手帕。最好不要使用毛巾，因毛巾容易潛藏病菌，易將洗淨的雙手沾染病菌。擦手紙使用完暫勿丟棄，可用來關閉水龍頭或開門，避免剛洗淨的手又碰觸公共物品表面而沾染細菌或病毒。

(7) 指甲宜剪短：洗手不能忽視容易沾染致病菌的指甲、指尖、指甲縫及指關節等，指甲縫須隨時保持清潔。

做好洗手，不僅可以保護自己也可以保護他人，所以洗手時一定要依步驟認真清洗喔！

七、施打流感疫苗應注意的事項

流感的傳染途徑，主要是透過感染者的飛沫將病毒傳播給其他人。另外，因為流感病毒可短暫存活於物體表面，所以也可經由接觸傳染，如手接觸到汙染物表面上的口沫或鼻涕等黏液，再碰觸自己的口、鼻或眼睛而感染。由於流感病毒是經由飛沫及接觸傳染，所以會在人潮擁擠處快速傳播，亦容易在秋冬換季的時候加速疾病散播。

感染流感後主要症狀為發燒、頭痛、肌肉痛、疲倦、流鼻涕、喉嚨痛及咳嗽等，部分患者伴有腹瀉、嘔吐等症狀。多數患者在發病後會自行痊癒，少數患者可能出現嚴重併發症，常見為病毒性肺炎及細菌性肺炎，另外還包括腦炎、心肌炎或心包膜炎及其他嚴重之繼發性感染等。高危險族群包括老年人、嬰幼兒及患有心、肺、腎臟、肝臟及代謝性疾病等慢性疾病患者，還有免疫功能不全者。

再者，流感的感染也會導致體內ACE2★接受器的敏感度大增，進而增加新冠病毒感染人體的機率，所以，威廉建議在疫情尚未平息期間，還是要去打一針才是。

預防流感的方式

(1) 按時接種流感疫苗。

(2) 維持手部清潔之勤洗手。

(3) 注意呼吸道衛生及咳嗽禮節，戴口罩和保持適當距離。

(4) 生病時在家休養。

★ ACE2 的原文為 Angiotensin-converting enzyme 2，中文名稱為血管收縮素轉化酶 2。ACE2 基因位於 X 染色體上。研究顯示，人體的 ACE2 受體為新型冠狀病毒進入細胞的大門，包括新型冠狀病毒與 SARS 冠狀病毒，都必須結合 ACE2 受體後，才能進到細胞內大量複製增生，產生致病力。

(5) 減少出入公共場所或人多擁擠地方。

(6) 保持室內空氣流通。

(7) 注意飲食均衡。

(8) 適當運動及休息。

雖然建議接種流感疫苗，但有些禁忌症發生的時候，還是不能施打疫苗唷，例如已知對疫苗的成分有過敏者；還有就是過去注射曾經發生嚴重不良反應者。此外，出生未滿六個月，因無使用效益及安全性等臨床資料，故亦不能接種。再來，如果先前接種疫苗六週內曾發生格林—巴利症候群◆（GBS）者，也需要暫緩。若是對「蛋」的蛋白質有嚴重過敏者，需要特別注意，必須在施打後觀察三十分鐘，無不適症狀再離開。

◆ 格林一巴利症候群：是一種急性、單一病程，侵犯運動、感覺及自主神經系統，並且以發炎及脫髓鞘為主要病理變化的疾病，又稱做「急性發炎性脫髓鞘多神經根神經病變」。

流感疫苗施打後的不良反應

流感疫苗接種後可能會有注射部位疼痛、紅腫，少數的人會有全身性的輕微反應，如發燒、頭痛、肌肉酸痛、噁心、皮膚搔癢、蕁麻疹或紅疹等，一般會在發生後一至二天內自然恢復。和其他任何藥品一樣，雖然極少發生，但流感疫苗也有可能造成嚴重的副作用，如立即型過敏反應，甚至過敏性休克等不適情況，若不幸發生，通常於接種後幾分鐘至幾小時內即出現症狀。其他曾被零星報告過之不良事件包括神經系統症狀（如：臂神經叢炎、顏面神經麻痺、熱痙攣、腦脊髓炎、對稱性神經麻痺為表現的GBS等）和血液系統症狀（如：暫時性血小板低下，臨床表現包括皮膚出現紫斑或出血點、出血時不易止血等）。

注射流感疫苗雖可降低感染流感的機率，但如果長時間大量暴露在流感病毒的來源處，仍有可能罹患流感，大家還是要注重保健與各種防疫措施，以維護身體健康。千萬不要以為打了疫苗就百毒不侵喔！

樂

ENTERTAINMENT

游泳池不久待，二氯化氮可能造成肺部刺激 # 中秋節烤肉——燒烤食物的危機 # 大麻是毒品嗎？ # 電子菸，愈吸愈上癮 # 香水有毒？

CHAPTER 6

一、游泳池不久待，二氧化氯可能造成肺部刺激

二氧化氯是一種黃色靠近紅黃色的氣體，是完全由人工製造出來的，並不存在於自然環境中。當加入水中，二氧化氯會形成亞氯酸根離子，產生很活躍的化學反應。二氧化氯常被用來當做漂白劑，尤其在公共水處理設施中以及游泳池，使水可被安全淨化後使用甚至是飲用。二〇〇一年在美國炭疽孢子散布爆發後，曾經接續使用二氧化氯及亞氯酸鹽淨化數棟公共設施，而且一直都很低調地在使用著，直到新冠病毒肆虐後又再度被人提起。

雖然二氧化氯是一種非常活躍的化合物，但在自然環境中能很快就被分解，例如在空氣中，日光會將二氧化氯分解為氯氣及氧氣，時間非常短，而在水中，二氧化氯是放出來後很快便會形成亞氯酸鹽，一般來說亞氯酸鹽在水中可能會流入地下水，雖然可能會與其他層次的動植物接觸到，但二氧化氯或亞氯酸鹽揮發

的速度很快，不容易累積在食物鏈中。

二氧化氯被加入一般用水中主要是為了保護我們不被細菌、病毒或是其他微生物傷害，雖然大部分的人都暴露在二氧化氯及亞氯酸鹽的用水中，但濃度都不高。美國環保署（U.S. EPA）所訂定的一般飲用水中亞氯酸鹽的濃度為1.0 mg/L，二氧化氯的濃度則為0.8 mg/L。然而在空氣中的濃度，例如臺灣勞工作業環境空氣中有害物容許濃度標準規定，二氧化氯在工作場所中八小時日時量平均容許濃度（PEL-TWA）為0.1 ppm, 0.28 mg/m3，這是特別針對在紙漿和造紙廠、城市汙水處理設施以及其他使用二氧化氯及亞氯酸鹽作為消毒等地方工作的人，他們才可能會有較高的機會暴露在高濃度二氧化氯及亞氯酸鹽的風險下。

二氧化氯對我們的健康有什麼影響？

二氧化氯及亞氯酸鹽兩者都會在水中或是潮溼的人體組織有快速的反應，吸入含有二氧化氯的空氣可能會造成鼻子、喉嚨及肺部的刺激，若是透過嘴巴食入或是飲入大量的亞氯酸鹽，可能造成嘴巴、食道或是胃部的刺激。二氧化氯使用了這麼多年，目前沒有任何的證據證明它們會影響人類的生殖系統，就算用超高濃度的動物實驗，數據顯示暴露在二氧化氯或亞氯酸鹽產生的影響與人類的反應與上述反應相似。而且，也沒有任何的研究指出人類暴露在二氧化氯或亞氯酸鹽會有癌症。所以，目前國際癌症研究中心（ＩＡＲＣ）並未將二氧化氯及亞氯酸鹽列為人類致癌物。

很多家長帶小朋友去游泳，聞到濃濃的二氧化氯味，總是會擔心孩童暴露在大量的二氧化氯及亞氯酸鹽是否會和成人有一樣的呼吸或是消化系統的不適反應。目前來說是沒有任何關於二氧化氯及亞氯酸鹽對於幼童發展影響的可靠研究，但我倒是建議，首先還是選擇通風良好的泳池設施；其次，觀察水質是否清澈不混濁；第三，若泳池的二氧化氯味道太濃，切記不要一次游太久，並定時上岸呼吸新鮮空氣；在游泳的過程中也儘量不要大口吞入泳池的水。簡單地做好以上注意事項，就可以降低身體不適的機率。

二、中秋節烤肉——燒烤食物的危機

中秋節烤肉已經幾乎成了全民運動，但是，你知道嗎？吃ＢＢＱ烤肉盛行的國家，大腸直腸癌好發的機率也是偏高的，例如美國就是這樣，因為肉品在過度加熱的時候，會產生一種毒物叫做「苯併比」，容易累積後造成癌症。

大腸直腸癌在臺灣十大癌症中排名第一，若你覺得這個數字你無感的話，我們換個角度，就保險理賠來說，若一個癌症的一次性給付保費逐年調高，那受到理賠的標準也就會逐年變嚴格，在這種情況下，你還會認為它是一個「簡單的」癌症嗎？

大腸直腸癌作為一種消化道的癌症，大部分會發生都是「吃」出來的，且不一定與家族史有直接相關，值得慶幸的是大腸癌不是一個不治之症，不需要像以前那樣一聽到罹患大腸癌就好像被判死刑似的，而且這種癌大多數先從息肉產生出來，癌變大約再花個五至十年，因此只要做好早期篩檢，定期做糞便潛血檢查、照大腸鏡等等，在未惡化前先割除息肉，是可以避免形成惡性腫瘤的。但再怎麼說，預防還是遠勝於治療。

既然「吃」是主因，我們就必須探討怎麼吃才可以預防，像是長期肉吃太多、外食高油炸物、專吃燒烤物、蔬菜水果吃不夠、天天喝含糖飲料等，都是罹患大腸直腸癌的高風險飲食習慣。儘量選擇以清蒸、清燙或是醬料減半的低脂、低熱量的飲食方式為主，並降低攝食紅肉的比例，多選擇全穀類食物、餐餐要有蔬菜水果，尤其是原型態的食物是最推薦的形式。

那麼蔬果該如何攝取才會比較好呢？或許可以嘗試多攝取含有植化素的食物！植化素是一種天然化合物質，人體本身無法製造，但卻有很大的幫助，它可以激發體內解毒酵素活性劑、能增強免疫系統、調節荷爾蒙、具有抗細菌和病毒的功效。但有趣的是，植化素不一定是綠色的，它可以是這五種顏色：綠色、橘黃色、白色、紅色、藍紫色，像是蘋果、藍莓、梨子、草莓、桑椹、黑豆、紅豆、生菜、洋蔥、芭樂、番茄等就含有不少。

另外一種常吃的植化素稱之為：蒜蔥素（Allium），它也是透過抗氧化作用來清除體內自由基避免細胞傷害，攝取劑量足夠的話是可以預防大腸直腸癌的，但是注意喔，蒜蔥素並不是直接包含在大蒜中，必須將大蒜拍碎或切碎後靜置十分鐘，待大蒜體內的酵素作用後才會促使它游離出來。但大眾有一個烹煮習慣卻會讓「有效的」蒜蔥素變少——即利用爆香的方式來處理。可增添香氣沒錯，但蒜蔥素耐熱度不佳，溫度五十至六十度就會大幅被分解破壞失去活性，因此大蒜可以生吃的話是最好的。但，生吃並不代表一定要直接把大蒜塞進嘴裡，其實可以在料理起鍋時將大蒜加入菜餚中。

預防大腸直腸癌這條路是我們終其一生都在進行的戰爭，千萬不要忘記預防勝於治療這個概念喔！若曾得過息肉、大腸腺瘤，或一等親曾罹患結腸癌或息肉的危險群，除了每年糞便潛血檢查外，不妨定期做一下大腸鏡檢查，年齡其實也可提前到四十歲，如此才能保障自身的腸道健康。及早選擇合適的食物才是遠離大腸直腸癌的不二法門。

三、大麻是毒品嗎？

威廉一直很想從毒理學家的角度寫關於大麻的議題，因為大麻這個議題已經被太多不同性質的人士操作，說它是產品、商品、藥品、毒品都行，只要牽扯商業利益，大麻真正的存在價值就備受爭議。

世界上的大麻有三種，分為大麻、印度大麻、莠草大麻。其中，大麻和印度大麻的雌株富含ＴＨＣ（Tetrahydrocannabinol，四氫大麻酚）和ＣＢＤ（Cannabidiol，大麻二酚）兩種活性物質，它們進入人體後會跟神經細胞上的受體結合，活化大腦內部的神經傳導物質，進而刺激多巴胺和去甲腎上腺素分泌，在增加愉悅、興奮和快感的同時也會降低腦神經對疼痛和外在刺激的認知，這會使人達到減輕疼痛和神經放鬆的效果。

事實上，就以藥物來說，ＴＨＣ和ＣＢＤ都是行之有年的藥品，但最有爭議的都不是這些，而是一直以來不斷的有人問：吸食大麻到底會不會讓人上癮？

會對吸食者造成永久的傷害嗎？在美國，大麻的危害和醫療用途及其合法化也一直都是熱門的議題之一，美國前總統小布希曾經說過他在大學時期有吸過大麻；而另一位前總統歐巴馬雖不鼓勵吸食大麻，但也曾公開表示大麻對人體的傷害比酒精還低，不過，真的是這樣嗎？

答案是：否定的。

就像海洛英、古柯鹼、嗎啡、安非他命，甚至是尼古丁一樣，他們都會跟神經細胞上的受體結合，活化大腦內部的神經傳導物質，產生愉悅、興奮、快感或幻覺。但根據統計，大麻和其他毒品相比，成癮性雖然似乎並沒有這麼嚇人，但確實對身體仍舊有負面影響。跟一般人比起來，近期吸過大麻的人表現普遍比較「笨」，尤其是在記憶力、認知能力、腦部思考速度和執行能力都明顯較差，雖然這些負面症狀在停止吸食後會漸漸消失，但使用者仍無法復原到完全沒有吸食前的程度。

另一方面，大麻也跟心血管疾病和呼吸道損傷有關，但目前仍處於細胞與動物實驗層面，缺乏流行病學的研究佐證，現在看來長期且大量吸食大麻，對心血管系統的併發症影響還是遠小於香菸，尼古丁的成癮程度也比大麻要來得高，但千萬不要把吸大麻聯想成和吸菸一樣，這兩個是完全不同的東西，影響的層面也不同。

雖然有很多人說「大麻很安全，不會上癮」，但威廉不是要幫大麻洗白，就毒理學的角度來說，在相對的劑量使用上，大麻的成癮性雖然的確低於菸酒，但這並不表示大麻沒有成癮性。大麻成癮的機制至今還未明確被解開，也不清楚為何有人就是可以對大麻的成癮性免疫，但長期吸食大麻確實會造成某些大腦區塊內的ＣＢ１接受器減少，至少讓人表現起來不太聰明。

二〇一八年十月十七日加拿大聯邦政府通過了「娛樂用大麻」（Recreational cannabis）的合法化，這主要是加拿大政府為了阻絕黑市交易和其衍生出的犯罪問題所推動的一項重大政策。

但這也表示，以後去加拿大旅遊，看到Made in Canada（加拿大生產）的糖果或飲料上，很多都會特別有標註「ＴＨＣ」（大麻成分）的字樣，切記，請記得只能在當地食用，若帶回臺灣是觸法的！像這些含有ＴＨＣ的餅乾、巧克力及電子菸，毒梟的確很可能將這類包裝精美、型態多樣之食品等商品引進臺灣，掩飾毒品本質降低一般人的戒心，進而謀取暴利，所以務必要有警覺。

目前加拿大各省有各自的法規，並不像謠傳說的這麼簡單就能拿到。依照加拿大國家的規定，含有大麻的產品包裝上都需有官方公布的樣式，加拿大合法化的大麻都必須以無裝飾的包裝並隨貨貼上健康警告的標示才能出售，對品牌、標示和顏色的使用也都有嚴格的要求，而且不能大於政府的強制性警告，用以確保其有效成分跟含量。

最後，還是要提醒大家，按照臺灣國內法規，大麻是二級毒品，無論本國或外籍人士皆不得自國外以行李自行攜帶，或以海空運貨物、郵包進口大麻葉、大麻花及大麻種子（又稱火麻仁）等大麻本體，或是大麻脂、大麻浸膏、大麻酊，乃至以大麻成熟莖及種子所製成，且其四氫大麻酚含量超過每公克一〇微克之製品，包括大麻籽油、大麻精油、大麻啤酒等都算，否則將觸犯刑法，不可不慎。

四、電子菸，愈吸愈上癮

電子菸一直被宣傳成是戒菸不可或缺的工具，也是取代傳統香菸的產品，好處好像很多，全球已有五十二個國家合法化電子菸，重點是，抽電子菸的傷害真的就比較小嗎？其實未必……

電子菸表面上較傳統香菸危害少，因為電子菸不燃燒，也不會釋放危害物質「焦油」，所以不會有像是火力發電廠排放出來的那種細懸浮微粒，但這不代表它就是健康的。

電子菸本名電子霧化器（VAPE），根據WHO的定義，電子菸是一種不靠燃燒，也不含菸草成分的霧化器具，透過鋰電池供電，加熱電子液體（純加熱不燃燒），驅動霧化器後，將尼古丁、甲醛、丙二醇、甘油、二甘醇和其他化學品所組成的混合物進行汽化，產生「蒸氣」，以供使用者吸入。

電子菸的運作方式，乍聽之下你可能會覺得訝異，因為它真的就完全不是傳

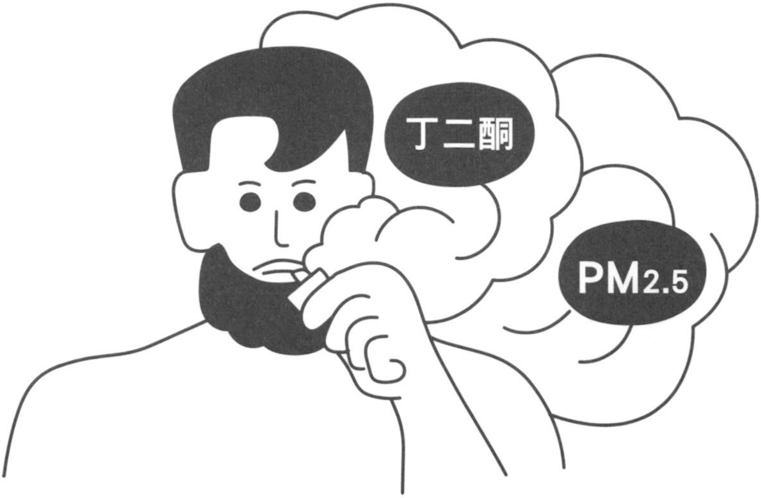

統香菸靠燃燒來釋放菸粒子的那種模式。但衛福部國健署已經以國外研究結果提出危險警告，電子菸中添加了約莫八千種的化學物、人工調味劑和香料，最常見的口味是茉莉、烏龍、大西瓜。本書一再強調「適量使用」，才不至於會對身體造成嚴重的危害，電子菸中的調味劑若含有「丁二酮」，過度吸食會造成接觸性皮膚炎、落髮、知覺異常、腎臟損害及肝臟異常，甚至是「爆米花肺」的阻塞性肺炎。

此外，電子菸它所產生的煙霧，毫無疑問，都是 $PM_{2.5}$ 微粒，但不同於香菸的是，電子菸的 $PM_{2.5}$ 含有超量的大魔王尼古丁、調味劑和甲醛，吸多了還是會上癮的喔，絕對不是廣告上說的是戒菸的好朋友。

電子菸與香菸一樣都會造成肺部病變，使心臟病發作機率倍增，並會阻礙內分泌系統和腦部發展，使思慮變得遲鈍。而且，電子菸比香菸更容易破壞室內的空氣品質，最近 Schober W 的研究發現，只要有人在室內抽電子菸，室內空氣中立馬就可測得大量的丙二醇、甘油、尼古丁等物，同時也伴隨高濃度的 $PM_{2.5}$ 微粒（平均值 197 ug/m3），遠遠超過室內空氣品質標準（35 ug/m3）。

菸的議題吵得沸沸揚揚，雖然電子菸比傳統紙菸還少，但對威廉來說，兩者都會產生 $PM_{2.5}$，只是成分來源不同而已，且電子菸「過量使用」還會造成上述肺部病變等問題。

因此，威廉呼籲大家，「菸」真的就是身外之物，生不帶來死不帶去，為了守護自己與家人的健康，還是不抽最好！

五、香水有毒？

現代人噴香水，不管是正式還是非正式的場合都有。甚至對於某些人來說，香水就如同是件華麗的衣服，既可以展現個人魅力，又可以隱蔽自身體味。

但是你了解你所用的香水成分嗎？適合你自己的皮膚嗎？使用香水時，應該留意哪些事才不會讓皮膚經過陽光照射後，出現色素沉澱或發炎現象，也不會因為錯誤使用，讓細菌孳生引發惡臭？

說句實話，所有市售香水都不建議直接噴在皮膚上，因為無論標榜多天然的成分，它們依舊是「化學物質」，噴多了，保證不會有好處。

另外，有些人的皮膚比較敏感，噴過香水之後，不小心在陽光下稍微多曝晒了一會兒，就容易出現過敏、發癢、紅腫及色素沉澱的狀況，這是一種「皮下發炎」現象，簡稱「光敏感」反應，嚴重者甚至會有接觸性皮膚炎，以及眼睛、上呼吸道不適的情形。

網路謠言說，把香水噴灑在腋下，就可以遮蓋住惱人的體味……

身為一位科學家，教大家做個實驗，你把香水拿去噴垃圾桶，你覺得你會聞到什麼味道？就是香味加上臭味的第三種味道。

香水的化學結構和垃圾臭味的化學結構是各自獨立的個體，在空氣中香水味不會去影響臭味，但這兩種結構卻可以在我們的鼻腔黏膜上一起達到「協同作用」，產生一種既非香味，也非原本臭味的第三種味道。根據統計，這個所謂的第三種味道，通常都不太讓人愉悅。

因此，你覺得香水可以遮蓋狐臭嗎？答案當然是「不」。

所謂的狐臭，其實就是腋下汗腺所製造出來的分泌物，其中包含汗水、油脂、沒用的蛋白質等人類不要的排泄物。若沒有清理好，腋下很容易會孳生細菌或黴菌，就會散發狐臭，香水是無法掩蓋這種刺鼻味的。而且，香水加上狐臭會產生「比臭更臭」的味道，除非你超愛這種味道，不然，還是多替周遭的人想一想吧。

還有很多人會說，香水裡面有酒精，可以殺菌，所以可以直接噴灑在腋下……錯！威廉提醒大家，這是錯誤的觀念，因為香水中的酒精濃度太低，不足以殺死細菌，而且香水一次噴太多，還會刺激呼吸道，造成鼻腔發炎、鼻塞、氣喘、流鼻水、頭痛等類似感冒的症狀。

所以我們該怎麼聰明地使用香水呢？

在選購香水時，很多人會在空氣亂噴，而且還一次灑很多，導致香味過於濃郁刺激，讓嗅覺產生不適，這都是不對的。建議先將香水噴灑在硬紙卡上，並將紙卡距離鼻子約三十公分處，在空氣中揮動，這樣比較容易判斷味道是否適合自己，濃度太高的話，聞起來真的都差不多喔。

香水建議噴灑在衣服上，避免與皮膚直接接觸，若需要使用在肌膚上，也建議輕輕噴灑在陽光無法直射的地方，例如手腕或耳

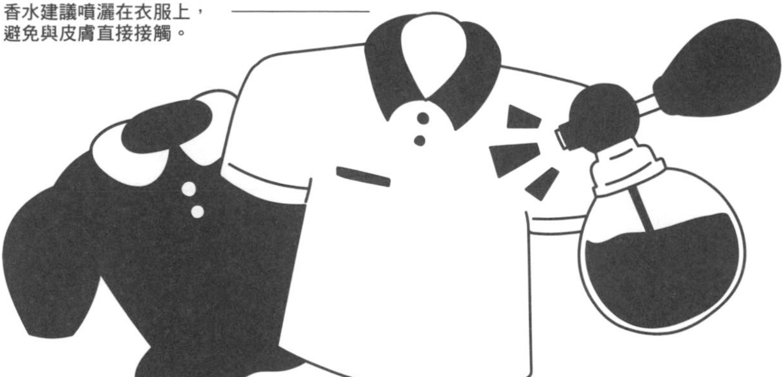

香水建議噴灑在衣服上，避免與皮膚直接接觸。

後，確認肌膚不會產生過敏症狀後再使用。

使用香水後若發現皮膚出現不適，記得先用清水洗淨該部位，兩小時內症狀無改善，應盡速前往皮膚科就診。若能明確知道是何種成分造成的，下次購買時應避開含有該成分的產品。

最後，再次提醒大家，適量地使用香水，可以提升你的生活質感，但用量過多，卻是百害無益呢！

防疫大補帖與健康生活之道

EPIDEMIC PREVENTION

#「嚴重特殊傳染性肺炎」（COVID-19）# 安全社交距離 # 口罩 # 吃生薑可以對抗新冠病毒？# 殺菌水 # 面對疫情的教戰守則 # 防疫小常識 # 別讓自己長期負能量爆表

CHAPTER 7

一、「嚴重特殊傳染性肺炎」（COVID-19）

依據衛生福利部疾病管制署的資料，二〇一九年十二月起中國湖北武漢市發現不明原因肺炎群聚，疫情初期個案多與武漢華南海鮮城活動史有關，中國官方於二〇二〇年一月九日公布其病原體為新型冠狀病毒。此疫情隨後迅速在世界各地擴散，並證實可有效人傳人。世界衛生組織（WHO）於二〇二〇年一月三〇日公布此為一公共衛生緊急事件（Public Health Emergency of International Concern, PHEIC），二月十一日將此新型冠狀病毒所造成的疾病稱為COVID-19（Coronavirus Disease-2019），國際病毒學分類學會則將此病毒學名定為SARS-CoV-2（Severe Acute Respiratory Syndrome Coronavirus 2）。

為監測與防治此新興傳染病，我國於二〇二〇年一月十五日起公告「嚴重特殊傳染性肺炎」（COVID-19）為第五類法定傳染病（一般簡稱為新冠肺炎），並於二〇二〇年一月二十一日確診第一起境外移入確診個案，另於一月二十八日確診第一例本土個案，為境外移入造成之家庭群聚感染。

新冠肺炎主要的感染方式是透過近距離口沫傳播，感染後會引發嚴重的肺炎或呼吸衰竭等重症，甚至死亡。截至二〇二〇年十二月底，新冠肺炎全球確診病例已超過八千萬，至少一七五萬人死亡。二〇二〇年十二月下旬，英國出現傳播力更強的新冠病毒變異種「B1.1.7 病毒株」，南極洲智利基地也爆確診案例，至此，全球七大洲皆淪陷。

簡單來說，造成新冠肺炎的病毒，與當年的SARS和前幾年的MERS（中東呼吸綜合症）高度類似，病毒基因序有近八成相同，但卻是從未出現過的病毒株，既然不同於以往，疫苗的研發就需要時間，二〇二〇年十二月下旬部分歐洲國家已陸續開放接種疫苗，但普及性仍不高。新冠肺炎的症狀與流感類似，雖然流感疫苗無助降低新冠肺炎的感染率，但曾經接種過流感疫苗仍有助於萬一發生感染，出現症狀的時候，可增加醫生確診的機率。

新冠肺炎歷經一年仍無平息的趨勢，加上病毒變異種的出現，還是建議大家做好自我防護，「戴口罩、勤洗手、安全社交距離」很重要，不要鬆懈。沒有水的地方也可使用消毒紙巾、消毒液等物品暫時替代。少去感染高風險的地點，例如醫院。口罩選擇並不建議使用N95，雖然它的防護力極高，但容易戴沒幾分鐘就呼吸困難，戴不了太久就拿下來等於沒戴，效用不彰，反而一般醫療等級口罩就足夠了。

此外，我們可以做的預防方式，還有哪些？

首先，隨時保持喉嚨黏膜的溼潤，不要讓喉嚨乾燥，一定要勤喝水。根據統計，若喉嚨的黏膜乾燥，超過十分鐘以上，病毒入侵體內的機率就會大幅增加。每次喝50-80cc的溫水即可，不用一次喝很多，那樣是沒用的，很快便排出體外，要一直保持喉嚨溼潤不乾燥才是正確。

飲食方面，難消化的或是容易上火的食物，包括油炸和辛辣食物都不宜多吃，多補充一些新鮮蔬果，特別是富含維他命C的食材。此外，不要相信抽菸可以殺死新冠病毒的謠言，抽菸只會讓我們免疫力更加低落，尤其是肺部！

最後再提醒大家，目前已知罹患 COVID-19 確診個案之臨床表現包含發燒、乾咳、倦怠，約三分之一會有呼吸急促。其他症狀包括肌肉痛、頭痛、喉嚨痛、腹瀉等，另有部分個案出現嗅覺或味覺喪失（或異常）等。目前臺灣還沒有疫苗可用來預防此新型冠狀病毒感染，所以避免直接接觸到疑似 COVID-19 個案帶有病毒之分泌物與預防其飛沫傳染還是最好的方法。

面對病毒，預防永遠都是勝於治療，即使開發出再好的醫療設備和疫苗抗體，能不要用到就是最好的防疫方式了！

二、$PM_{2.5}$ 會加速病毒的傳播率嗎？

無論是抽菸或是直接暴露 $PM_{2.5}$，確實會是造成新冠肺炎發病的重要助攻角色！

新冠病毒體積夠小，很容易吸附在 $PM_{2.5}$ 表面上，如此一來，病毒確實有可能會隨著人類的呼吸進入到我們的肺部。但大家其實也不用太過恐慌，因為大部分的病毒還是隨著飛沫來傳染，配戴醫療口罩是可以阻擋的，但若是醫護人員，N95會是比較建議的配備。基本上，要正確對抗病毒，衛生清潔很重要，除了提升自身的免疫力外，必要的時候戴上口罩還是不變的原則。

三、保持安全社交距離很重要

新冠疫情蔓延全球，很多國家都不得不封城或鎖國，甚至要求民眾出門時，必須保持一個「法定」距離。

目前，根據各國所訂定的距離，差不多都是在一到二公尺上下，大概就是把手平舉的長度，臺灣所訂的安全社交距離為室內一．五公尺、戶外一公尺。美國麻省理工學院曾發表過一份研究報告說，人跟人的距離可能要保持八公尺以上才

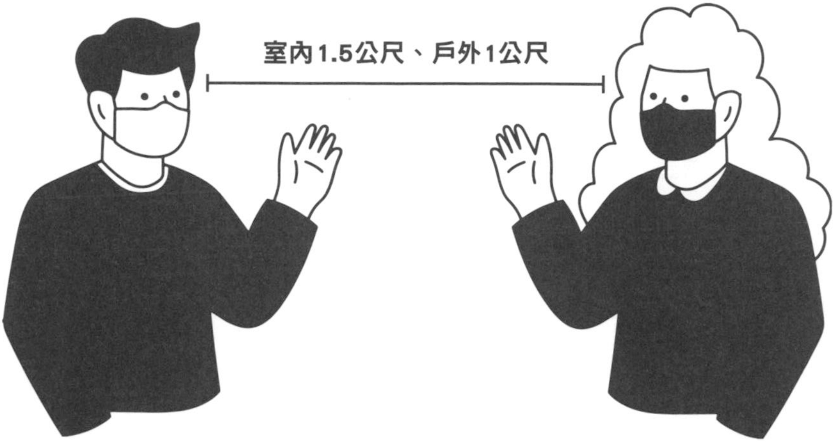

有效！當然，這「只是」一個科學研究，過程是計算隨著咳嗽或打噴嚏噴出的病毒，它們能夠在潮溼、溫暖的環境下，以每秒一〇到三〇公尺的速度傳播，最遠距離可飛七到八公尺。飛出去之後病毒還是可以在飛沫或黏附材質上存在一段時間，因此仍具有感染力，不過這是可以被破解的，特別是在公共區域，只要大家都戴上口罩，打噴嚏掩住口鼻，再加上勤洗手，就可以直接阻隔或破壞汙染源，染疫風險就可以下降很多。在人與人之間沒有辦法維持理想的距離時，戴口罩與勤洗手就成了最重要的自保方法，而且要提醒大家，洗手時最好用洗手乳搓洗二〇秒以上，「內外夾弓大立腕」請時時牢記。

疫情之初的口罩之亂，印證了臺灣尚未建立起公衛的正確概念，造成過度恐慌與囤貨，使得口罩供不應求。事實上，一般人戴口罩不是擔心會感染給別人，而是為了怕被傳染，不過真的有一些人不誠實，沒公德心，就算得病了也不戴口罩還趴趴走……臺灣的防疫措施做得真的比全世界還讚，是不需要過度恐慌，但「防人之心」確實不能少，口罩真的要戴好戴滿！

單就病毒而言，重點是飛沫傳播，所以疫情期間儘量避免去公共場所，與人接觸務必保持距離。口罩不是金鐘罩，即使帶了口罩還是有機會會接觸到病毒，疫情之初有謠傳說三個月至半年後病毒的毒力會衰退，最後變成跟流感一樣，事實證明這果然不可信。防疫這項工作是長期抗戰，大家千萬別掉以輕心。

四、口罩不離身

醫用口罩可不可以用電鍋乾蒸消毒再重複使用？首先說明，口罩的外層是防水層，內層是吸水層，都不是負責阻隔病菌的，只有中間過濾層是。

現在問題就在於中間這個過濾層再加熱後會不會受到破壞，包括物理結構的破壞或是化學性的破壞等。

食藥署有一套醫用口罩製作指引，裡面有說到過濾層使用的不織布材質還有它的濾菌效能ＢＦＥ（Bacteria Filtration Efficiency），其阻隔率至少都要超過95％以上才符合CNS14775的醫用口罩標準。

那問題來了，這個中間層的材質在加熱後阻隔率會不會受到影響而變差？以下三點我們要了解：

第一，中間層是不織布材質，無論是熔噴不織布、電紡不織布或特殊專利申請的不織布……終究都是不織布。

第二，製造不織布的原料是聚丙烯ＰＰ，它確實有耐高溫、耐酸鹼、耐高壓碰撞的特性，但文獻資料說ＰＰ的耐熱性是攝氏一四〇度，若真如報導中說的乾蒸一六五度的話，兩者有二十五度的顯著落差，可能真的有破壞結構的風險存在。

第三，用水蒸或煮會有化學破壞結構的風險，還會有沒有乾容易累積細菌的問題，所以絕對不宜採用！

其實，最新發表在《自然醫學》的文獻指出，新冠病毒在攝氏七〇度以上只能存活五分鐘，所以如果真的想嘗試用電鍋乾蒸口罩的話，威廉倒是認為乾蒸溫度不必一定要達到一六五度，只要溫度不超過一四〇度，持續五分鐘，就可以殺病毒而不破壞口罩結構，口罩就可以持續重複使用。

五、吃生薑可以對抗新冠病毒？

每隔一段時間網路就會流傳奇怪的文章，像是近期有人傳「多吃生薑，可以治療新冠肺炎」，威廉上網去谷歌了一下，這個謠言應是從一個未經證實的報導裡傳出來的，它在文中說生薑可以預防流感，原因是「腳是我們的第二心臟，身體上的各個臟器都能在腳上找到相應的穴位，適當泡腳不僅能改善末梢循環，如果泡腳水中加入適量的生薑，生薑性熱，既可以快速驅寒，又能預防流感」。

首先，此說法表明生薑是外用的，跟我們一般要「內服」的概念不同；其次，文中是以生薑性熱可驅寒的概念，暖了身體，流感病毒自然可以被預防，但問題是，這是流感病毒，不是新冠病毒，不能相提並論。此外，目前醫學研究針對該新型冠狀病毒之特性仍未完全了解，在未有確切的科學實質證據論述基礎下，使用生薑或吃生薑抗新冠病毒是無法下定論的，所以不要隨便輕易相信，也不要再轉傳親朋好友囉。

另一方面，生薑的某些成分，如薑辣素，具有顯著抑制皮膚真菌和殺滴蟲的功效，可治療各種癰腫瘡毒，也可用生薑水含漱治療口臭和牙周炎，倒是不錯的殺菌產品。

但請切記，這是「殺菌」，不是殺病毒，更不是殺新冠病毒。事實上，生薑仍屬食品，並無確切治療疾病的效果，若有身體不適的情形，像是發燒、咳嗽、流鼻涕、失去味覺嗅覺、肌肉酸軟無力，還是應依循正規醫療管道醫治，不要聽信偏方而延誤就醫時機。

最後，跟大家分享一下，其實吃生薑是有好處的，但吃錯方式，不好的影響還是會有的唷！生薑性溫，它含有的特殊成分「薑辣素」，會刺激胃腸黏膜，使腸胃充血，消化能力增強，能有效地治療吃寒涼食物過多所引起的腸胃不適，如腹脹、腹痛、腹瀉、嘔吐等。此外，吃過生薑後，人會有身體發熱的感覺，這是因為它能使血管擴張，血液循環加快，促使身上的毛孔張開排汗，把多餘的熱量帶走，在夏天的時候，感覺是件不錯的事！

但對於體質陰虛的人來說，生薑吃錯了方法手腳心會容易發熱，手心有虛汗，經常口乾、眼乾、鼻乾、皮膚乾燥、睡眠不好，甚至可能會有喉嚨痛、便祕、虛火上升等症狀。因此，每次食用生薑最好不要超過十克，又或詢問中醫師適合自己體質的正確食用方式，以免花錢又傷身。

六、殺菌水到底怎麼用才正確？

大家最近都在說「超前部署」，為了這個名詞我又看到一些不肖廠商把沒用的商品重新包裝，用行銷話術再度銷售到市面上，但真的可以像廣告宣傳標榜說的殺菌能力達九十九．九％，又同時可以「殺死」病毒嗎？

參考下頁圖表，你就可以輕易察覺你買的商品是否如實有效了。圖表中的數據主要來自於美國愛荷華州立大學食品安全與公共衛生中心，以酒精（乙醇）為

消毒劑和其抗菌能力

下表中提供了一些常見的消毒劑的化學類別
抗菌的能力會因為種類的不同而有不同的對應效果
商品的名稱和商標不可以當作殺菌的依據
下面提供了幾種範例

任何消毒劑都必須在使用前
清除消毒處的有機物質

敏感性高 ↓ 微生物對化學消毒劑的敏感性 ↓ 耐受性高	酸類 鹽酸 乙酸 檸檬酸	酒類 乙醇 異丙醇	醛類 甲醛 多聚甲醛 戊二醛	鹼 氫氧化鈉 銨鹽 氫氧化物 鈉 碳酸鹽	雙胍類 chlorhexidine, Nolvasan®, ChlorHex®， Virosan®	鹵素 鈉 次氯酸鹽	鹵素 碘	過氧還原類 加速過氧化氫 過氧硫酸鉀 過氧乙酸	酚類化合物 (來蘇爾®, Osyl®, Amphyl®, TekTrol®, Pheno-Tek II®)	季銨鹽 (Roccal®, Zepharin®, DiQuat®, Parvosol®, D-256®)
黴漿菌	+	++	++	++	++	++	++	++	++	+
革蘭氏陽性菌	+	++	++	+	++	+	+	+	++	++
革蘭氏陰性菌	+	++	++	+	++	+	+	+	++	+
假單胞菌屬	+	++	++	+	±	+	+	+	++	−
立克次氏體	±	+	+	+	±	+	+	+	+	±
包膜病毒	+	+	++	+	±	+	+	+	± a	±
披衣菌門	±	±	+	+	±	+	+	+	±	−
非包膜病毒	−	−	+	±	−	+	±	±	−	−
真菌孢子	±	±	+	+	±	+	+	±	+	±
微小核糖核酸病毒（即口蹄疫）	+	N	+	+	N	N	N	+	N	N
細小病毒	N	N	+	N	N	+	N	±	N	−
耐酸病毒	−	+	+	+	−	+	+	±	±	−
細菌孢子	±	−	+	±	−	+	+	+ b	−	−
球蟲	−	−	−	+ c	−	−	−	−	+ d	−
朊毒體	−	−	−	−	−	−	−	−	−	−

圖示說明：++ 非常有效；+ 有效；± 效果有限；− 沒有效果；N 暫時沒有相關資訊

a-因成分而異
b-過氧乙酸具有殺菌作用
c-氫氧化銨
d-有些對球菌有活性

References: Fraise AP, Lambert PA et al. (eds). *Russell, Hugo & Ayliffe's Principles and Practice of Disinfection, Preservation and Sterilization*, 5th ed. 2013. Ames, IA: Wiley-Blackwell; McDonnell GE. *Antisepsis, Disinfection, and Sterilization: Types, Action, and Resistance*. 2007. ASM Press, Washington DC. Rutala WA, Weber DJ, Healthcare Infection Control Practices Advisory Committee (HICPAC). 2008. Guideline for disinfection and sterilization in healthcare facilities. Available at: *http://www.cdc.gov/hicpac/Disinfection_Sterilization/toc.html*; Quinn PJ, Markey FC et al. (eds). *Veterinary Microbiology and Microbial Disease*. 2nd ed. 2011. West Sussex, UK: Wiley-Blackwell, pp 851-889.

例，舉凡是含有外套膜的病毒或是細菌，都是可以被酒精殺死的，但是沒有外套膜的病毒，如腸病毒、諾羅病毒、腺病毒就無效了。此外，次氯酸水的殺菌功效也是相當顯著的，因為它的作用方式是以次氯酸根的「過氧化」為主，對於大部分細菌、病毒來說並沒有任何選擇性的差異，在這張表格裡，除了口蹄疫、球蟲、朊毒體沒效之外，其他都是可以清潔乾淨的。

這裡所列出的殺菌水／消毒劑都還是以外用為主，提醒大家注意，千萬不要以為對病菌有效就可以直接噴在手上，或是放在吹水霧化機內用吸的，劑量萬一沒有掌握好，這些「化合物」都是有可能會造成皮膚破裂、發炎、紅腫、過敏，甚至呼吸道上皮層傷害的。

回過頭來說一些專業的東西，細菌可用抗生素破壞它的細胞壁，使它死亡，但新冠病毒沒有細胞壁，只有脂肪類的外套膜，不會有像細菌的那種死法，而且細菌可以不斷複製增加，病毒卻不會，所以若要有可以「殺死」病毒的產品，它的作用方式一定要可以去「抑制」病毒不讓它去感染宿主細胞。

把病毒局限住，降低其感染能力，才能有效「抑制」病毒傳播擴散。

所以，如果要判斷一個產品是否可以「抑制病毒」的話，只有一個方法，必須透過「核酸檢測」標定細胞內病毒的基因，來定量病毒在接觸過你的產品後，它感染人類宿主細胞的能力，並透過觀察那些被病毒感染的宿主細胞是否會繼續繁殖，由此我們就可判斷這個病毒是否仍然保有它的感染能力，這些抑制比率都是數學，是可以被計算和呈現出來的，只要有經過正確的試驗，我們一定可以判斷出這個標榜「抑制病毒」的產品有多少的病毒抑制功效了。

七、染色口罩會致癌？

二〇二一年初傳出染色口罩染劑致癌的傳聞，關於這個「偶氮」染劑是否有苯胺致癌，讓威廉釋疑一下！

因為價格很便宜，偶氮染劑本來就普遍用於紡織品，口罩其實是在新冠肺炎爆發之後才開始被大量使用上，但仍然占整個產業偏低的比例。偶氮化合物分解是否會致癌，攸關於偶氮化合物 AZO（R-N=N-R'）上的「碳氮鍵」結構是否被破壞，這種碳氮的連結世間常有，非常穩定，惟有在特殊環境下，像是極酸、高溫情況，這種連結才可能會斷裂釋出致癌物，至於是否一定是苯胺化合物，那也未必。

偶氮染劑分解並不是隨時都會發生，致癌物也不是戴在臉上就會釋出，口罩正常使用下只要不是吞下肚，或是三不五時拿舌頭去舔口罩，這些染料應不至於會過量進入人體，不需要過度反應，相反的，我倒是比較擔心有些彩色口罩不僅除了偶氮染料外，也可能含微量重金屬，直接接觸口鼻或是手指間接沾染，反而對兒童健康更不利。

不過大家也不要看到黑影就開槍，很多醫療口罩所用的不織布並不是化學染色的，而是採用「色母粒」的熱塑樹脂材料著色劑，加上 PP 塑膠粒經高溫高壓融噴成彩色不織布，再加工成口罩，也由於整個程序沒有經過化學染色，因此不會出現 AZO 染劑的問題。

事實上，食藥署並未規範平面口罩禁用工業級染料，也無溯源機制，而且有些彩色口罩來自地下工廠，在疫情仍舊肆虐的期間，要如何把關就變得很重要了。雖然口罩目前沒有適用偶氮色料或游離甲醛的國家標準，但卻可用於衣服、襪子等紡織品的CNS15290，若發現超標，就可依消保法要求業者下架。

其實德國政府早在一九九四年就頒布法令規定，凡是進入德國的皮革、紡織品必須進行AZO檢測，並禁用了二十四種致癌芳香胺染料。但在臺灣畢竟CNS15290不是規範口罩的國家標準，在政府真正制訂適當的規範前，最好選擇有認證的醫用口罩相對安全，像威廉我一般都是使用無染色或是有認證的口罩。

再次強調，口罩是消耗品，有時效性的，要記得更換，千萬不要一個口罩戴超過一天喔！

八、面對疫情的教戰守則

新型冠狀病毒蔓延全球，謠言滿天飛，偏方一大堆，造成社會恐慌不安。簡單的提醒大家，面對疫情如果能減少傳染源的散播，感染病毒的機率就會下降。整理本書前面的重點，擷取以下為個人防疫的教戰守則：

注重個人衛生

最好要用肥皂或洗手乳來洗手！肥皂雖不具殺病毒的效果，但用肥皂不斷搓洗就可以洗掉九十五％以上的細菌或病毒，病毒量減少、致病率就降低了，但切記一定要仔細依洗手步驟把每一吋皮膚和指甲都搓洗到才有用。

環境重點清潔

日常生活環境中經常會接觸到的，諸如電梯按鈕、手扶梯、門把、手推車及兒童遊戲設施等，最好要每日以消毒劑（75％酒精或 200 ppm 次氯酸水皆可）進行清潔。消毒時應戴手套，工作完畢後手套應取下，避免戴著手套碰觸其他物品而造成二次汙染。

有效的消毒方法

戶外紫外線、紫外線殺菌燈直接曝晒效果佳，用含氯液體噴灑衣物上或是將這些外出可能被感染的衣物煮沸等方法，也是能有效殺滅病毒或降低病毒接觸到人體的機率。當然，疫情期間沒事別去醫院或是公眾場所還是上策。

消毒液的使用劑量管控

使用75％酒精、乙醚、氯仿、酚類、漂白水等常見消毒劑對抑制病毒傳播確實有效，但不是用喝的喔，僅限外用！但因這些化學物質長期過度使用，無論是直接接觸皮膚，或是噴到空氣中再被吸到肺部，都會對人體造成負面影響，雖適度使用可預防，但重點就在於使用的劑量切勿過高，否則防疫效果只會適得其反。

配戴口罩

戴口罩是最好的預防措施，但不是任何口罩都能達到防禦效果，像是「活性碳口罩」對於病毒無效，經過標準認證「CNS14774」規格的醫療口罩和「N95等級」的口罩才能有效防止飛沫傳染，是目前最好的選擇。補充說明，「活性碳」的口罩或是日本爆紅的「Pitta Mask」，它們的訴求功能主要是能有效吸附空中的花粉、塵蟎、有害氣體，以及其他懸浮微粒，但這些口罩本身結構較薄，對於阻擋飛沫和病毒的效果並不完善。平時可以戴著防過敏、防惡臭，但為了防病毒還是買符合標準的醫療口罩吧！

口罩的配戴方式

a　打開口罩並檢查口罩是否有破裂或缺陷，有顏色為外層，鼻梁片應在最外層上方。

b 戴上口罩後將兩端鬆緊帶掛於雙耳，口罩完全攤開拉至下巴，調整鬆緊帶長度，維持臉部密合度。

c 輕壓鼻梁片，使鼻梁片固定於鼻梁上方，雙手食指均勻輕壓鼻梁片，讓口罩與鼻梁緊密結合。

d 確認口罩是否正確配戴，包含有顏色在外、鬆緊帶適中、鼻梁片固定及密合度等。

e 口罩也有使用效期，如果因為感冒常咳嗽、打噴嚏的人，只要是口罩溼溼黏黏的最好就立馬更換，口罩最久二十四小時內一定要更換，更換前後要記得先洗手！

f 使用後的口罩避免重複使用，一定要拋棄。

提醒大家，千萬勿信旁門左道，防疫工作很簡單，不只是保護自己，也是保護身邊的人。願在這樣的全球病毒風暴中共體時艱，期望大家都能保持健康平安。

九、簡單的防疫小常識

除了我們已知的防疫步驟，威廉這邊提供大家一些可能會忽略的幾個小常識：

(1) 病毒不是細菌，所以無法用抗生素殺死，也因為病毒不是活的，它被外套膜（脂肪）保護層覆蓋的核酸（RNA）物體，當被眼、鼻或呼吸系統細胞吸收時，其遺傳密碼就會被植入到這些宿主細胞裡，開始生產新的一批病毒。由於新冠病毒是一種核酸分子為主的半生物，因此不會被「殺死」，只能自行降解。

(2) 病毒在外其實很脆弱，唯一保護它的是薄薄的脂肪外層。這就是為什麼任何肥皂或清潔劑都是「去除」它的好方法，因為泡沫會溶解脂肪，所以我們必須使用肥皂洗手。「熱」可以幫助融化脂肪，這就是為什麼最好使用溫熱的水來洗手、洗衣服和所有用品。

(3) 純度超過七十五%的酒精可溶解脂肪，特別是病毒的外套膜，但醋沒有用。不過酒用喝的無法殺病毒，外在內在都是，就算四〇%的伏特加也不行。酒精只能外用，而且當病毒跑到身體後，喝酒反而會降低免疫力，影響我們對抗病毒的能力。說到外用的話，500 ppm 漂白水或 200 ppm 次氯酸水都可直接溶解新冠病毒，清潔家中地板可以先用 1:100 的比例調配漂白水擦拭，靜置兩分鐘，再用清水擦拭。

(4) 當病毒附著在物品上時，切記它生存的時間：

病毒附著在物品的生存時間

材質	最大生存期
氣溶膠	3 小時
金屬銅	4 小時
紙板	24 小時
鋼板	48 小時
塑膠	72 小時

若清潔時使灰塵飛揚，病毒可能會在空氣中黏附到氣溶膠上，漂浮就可能會長達三個小時，並可能直接進入我們的呼吸系統。所以在接觸食物、金屬鎖、電梯按鈕、旋鈕、開關、遙控器、手機、手表、計算機、書桌、筆、電視等物品前後，都必須洗手。

(5) 病毒在比較冷的地方或有空調的地方非常穩定，因此除溼、乾燥、溫暖和明亮的環境可以使它更快地降解，但不代表夏天病毒就會消失。太陽中有紫外線可以分解病毒，但晒太陽的時間至少需要二十分鐘以上，自備的紫外燈也是一樣，不過紫外線會釋放自由基傷害皮膚，使用不當會導致皺紋和皮膚癌。但病毒主要透過呼吸系統和眼睛進入身體，不會通過健康的皮膚。

(6) 空間愈狹窄，人口密度愈高，病毒的濃度就愈高，所以密閉空間最危險。這段時間建議大家最好別去陰暗密閉狹窄的場所，降低罹病風險。

(7) 感染的年齡層愈趨年輕化，死亡也不再是高年齡人的專有，而且發燒這個症狀後來也在少數個案發現未必是主要症狀，已有愈來愈多的病患都有「失去味覺或嗅覺」的狀況發生，是否是因為病毒的變異所造成的還不得而知，若有不適，一定要仔細觀察自己身體的變化，不要輕忽。

十、別讓自己長期負能量爆表

負能量金句：「又一天過去了，今天覺得如何呢？夢想是不是又更遠一點了？」

如果每天都是負能量滿點，罹患癌症的機率到底高不高呢？首先我們先來釐清一下什麼是負能量，其實就是一種負面情緒，這些負能量習性不曉得你有幾種呢？可能包括了過度自大、自戀、自私、易怒、浮誇、愛抱怨、愛批評、控制狂、權力欲望過重或無知的自信等等。

而因為疫情的關係被隔離，或是無法遠行去工作的人，負能量應該也是很高的……這樣的壓力無論是來自於自己或別人，無法調節的話，其實對身體健康是具有極大殺傷力的！

我相信一定有很多人聽過這樣子的案例，某長輩承受壓力努力工作一輩子，存了錢六十五歲退休，本想開始含飴弄孫、頤養天年，但沒多久就罹癌，一兩年後就過世了。如此案例其實中西方皆有，原因無他，就是長期處於負能量極大的壓力之下，就會造成身體的代謝異常或細胞損傷。根據美國梅奧醫院（Mayo Clinic）的報導，人長期處於壓力大的情況下，確實會受到很多負面能量的影響，嚴重的話，是有可能導致重大疾病的發生，不只是精神層面的疾病，像是憂鬱症、自閉症、情緒失控等；其他類別的疾病，像是癌症，尤其是消化系統或內分泌系統的癌症發生率也會很高。

我們姑且不論心情不好時亂吃東西所造成的傷害，根據二〇一五年《現代神經藥理學》（Current Neuropharmacology）的統計資料，在負能量滿點的時候，身體的內分泌系統會失調，荷爾蒙不正常分泌，就會讓免疫系統也出包，所以你會看到壓力大的人經常會感冒生病，或是滿臉痘痘。

另一方面，負能量確實也可能造成身體細胞內部的粒腺體破壞，導致自由基被釋放出來，進而造成周邊細胞的嚴重危害，像是基因突變或蛋白質損傷，這就很有可能是致癌的開始。因此自我調節負能量真的很重要，因為若只有短期負能量接觸的話，細胞的損傷很有可能會被修復，傷害不容易被累積下來；

但如果是長期的負能量，這個問題就不同了，換個角度把負能量想成是一種毒物，劑量即使不高，長期慢性的暴露在負能量的毒害之下，也就代表細胞長期暴露在自由基的傷害下，自然而然促使細胞病變的機率會增加，罹癌率自然而然也跟著提升。

所以，威廉建議大家，我們不但要學會分辨、阻絕負能量，更別成為傷害他人情緒的帶原者，最後賠了自己的好心情，也耗損了自己的健康。

十一、放鬆心情的健康飲食

現代人生活壓力大，適時的放鬆心情，調整自己的腳步，也是重要的生活法則！

但很多時候無法調適回來並不是你不努力，而是長期受到這些外在刺激的影響，就像是中毒的劑量一樣，暴露個一兩次還好，但一而再再而三的長期過度接觸，就算是低劑量，還是有可能會引發體內的中毒反應，像是內分泌失調、神經傳導物質多巴胺、褪黑激素、血清素等失衡、交感神經異常興奮、免疫力下降等現象，生理層面上輕微的就會有焦慮、憂鬱、失眠、煩躁、淚流或是暫時性的精神不集中。

其實這類型輕微的「神經刺激性中毒」是可以被減緩的，以下有十種食材推薦給大家，適當的補充可以安心養神，保護我們的神經系統，也不會讓輕微的症狀放著不處理，最後變成嚴重的症狀。

(1)蓮藕

藕中含有豐富的鈣、磷、鐵等和多種維生素，具有清熱、養血、除煩等功效，可治血虛失眠。

(2)玫瑰花茶

玫瑰花茶具有很好的清香解鬱的作用，能夠緩解情緒性失眠，但喝多了會有腹瀉的副作用。

⑶蘋果

蘋果富含果膠、蛋白質、維生素 B 群、維生素 C、鉀、鋅、鎂等多種使人安神鎮靜的元素，同時還富有具有芳香成分的醇類和羰類化合物。因此，蘋果濃郁的芳香對人的神經有很強的鎮靜作用，能催人入眠。

⑷小麥

小麥有養心神、益心氣的作用，尤其適宜婦女神經衰弱、神志不寧、失眠。

⑸紅棗

富含醣類、蛋白質、維生素 C、有機酸、黏液質、鈣、磷、鐵、鎂等等，有補脾、養血、安神之益處，因而有助眠作用。

(6) 芹菜

吃芹菜可鎮靜安神。文獻指出，芹菜甘或芹菜素口服有利於安定情緒，消除煩躁。

(7) 桑椹

桑椹既能補血，又能安神。《隨息居飲食譜》還說桑椹「滋肝腎，充血液，聰耳明目，安魂鎮魄。」它適宜心血不足，心神失養的神經衰弱及失眠之人服用。

(8) 蓮子

蓮子清香可口，具有補心益脾，養血安神等功效。蓮子中含有的蓮子鹼，芳香甙等成分有鎮靜作用。

(9) 海鮮

海鮮富含鈣、鐵、鋅、碘、硒、錳、銅、鎂等豐富的營養成分和維生素，在新陳代謝中有很重要的生理作用，尤其鈣是神經系統穩定劑，具有安定情緒的效果。

(10) 小米

小米富含人體所需的胺基酸及其他優質蛋白質、各種礦物質鈣、磷、鐵、鎂以及維生素 B_1、維生素 B_2、維生素 A 原、菸鹼酸、尼克酸、硫胺素、胡蘿蔔素等。許多營養學家將 B 群維生素視為減壓劑，它可以調節內分泌，平衡情緒，鬆弛神經。

遠足健康

對抗毒物萬用術

毒理醫學專家招名威的全方位防毒防疫實用書

作　　者——招名威
編　　輯——王育涵
總 編 輯——李進文
執 行 長——陳蕙慧

行銷總監——陳雅雯
行銷企劃——尹子麟、余一霞、張宜倩
書籍美術——吳郁嫻
封面設計——高茲琳

社　　長——郭重興
發行人兼出版總監——曾大福
出 版 者——遠足文化事業股份有限公司
地　　址——231 新北市新店區民權路 108-2 號 9 樓
電　　話——(02) 2218-1417
傳　　真——(02) 2218-0727
客服信箱——service@bookrep.com.tw
郵撥帳號——19504465
客服專線——0800-221-029
網　　址——https://www.bookrep.com.tw
臉書專頁——https://www.facebook.com/WalkersCulturalNo.1
法律顧問——華洋法律事務所　蘇文生律師
印　　製——呈靖彩藝有限公司

定　　價——新臺幣 360 元

初版一刷　西元 2021 年 02 月
Printed in Taiwan

國家圖書館出版品預行編目資料

對抗毒物萬用術：毒理醫學專家招名威的全方位防毒防疫實用書 / 招名威著 . -- 初版 . -- 新北市：遠足文化事業股份有限公司，2021.02
面；　公分 . --（遠足健康）
ISBN 978-986-508-085-3（平裝）

1. 毒理學

418.8　　109022332